小長谷正明

世界史を動かした脳の病気

偉人たちの脳神経内科

GS 幻冬舎新書 499

まえがき

何百万年か前にアフリカで人類の祖先が誕生し、20万〜30万年前にはホモ・サピエンスに進化し、やがてアフリカを出て世界中に広がっていった。人間の集団には常にリーダーがおり、そのリーダーのもと狩猟や農耕の技術を獲得し、集団の内外で諍いをしたりして、だんだんと文明を発展させてきた。

ところが、突然そのリーダーの体や顔が動かなくなる、言葉が出なくなる、あるいはそんな歳でもないのに体が衰え、消え入るようにみまかっていくことがある。このような時、人々は神罰やなにかの祟りなのか、物の怪の仕業か、人知を超える存在のなせる業なのかと怖れおののいた。

それらの異変が超自然的な力によるものではなく、実は体の中に張り巡らされた神経システム、つまり脳というスーパーコンピューターを中心とする情報システムの障害によるということが、150年くらい前から少しずつ分かってきた。

この本では、歴史上の英雄、指導者、有名人にまつわる謎を、神罰や祟りではなく脳神経内科の観点から解き明かしていきたい。これらの有名人、いわば脳神経内科病棟特別室の患者さんたちを通じて、読者の方々も耳にすることがある病気の症状と治療法、日常に潜んでいる健康リスクなどについても、理解を深めていただけると幸いだ。

第I部では、言い伝えや古い記録を頼りに、古《いにしえ》の英雄たちの病を振り返ってみたい。古代エジプト王国最後の女王クレオパトラは、コブラに我が身を咬ませて最期を迎えたが、数ある毒の中で、なぜコブラの毒を選んだのだろう？　そしてコブラの天敵マングースはなぜ毒で死なないのだろうか？

大和朝廷の黎明期に日本列島を西に東に駆け巡った日本武尊《やまとたけるのみこと》は、伊吹山の荒ぶる神を退治しに向かった後、みるみるうちに衰弱して、ついには鈴鹿で亡くなってしまった。彼の死を神罰としてではなく、病気として考えてみることにする。20世紀には同じ病気に罹った美貌の女優もいた。

第II部の患者さんたちは、歴史を動かしたリーダーだ。突然、言葉を失ってしまう失語症が8代将軍徳川吉宗を襲い、彼は側近の介護を受けながら療養生活を送った。その症状を知ると、よく知られた史実への疑問がわいてくる。

そして第一次世界大戦の英雄でカリスマ軍人であったドイツのヒンデンブルク大統領は、なぜナチスの言いなりになってしまったのか？　そこには脳神経内科の病と、病人に対して脅したりすかしたりする詐欺団のような一味の企みがあった。

また、アメリカのルーズヴェルト大統領の時代に血圧を下げる薬があったなら、世界の歴史は大きく変わっただろうと言われている。果たしてどのような可能性があったのだろう？

読者のみなさんには、脳神経内科の病気について知ると同時に、政治的な指導者たちが重い病気に罹った時に、どのようなことが起こり得るかも読み取っていただけるとありがたい。リーダーの当事者能力がなくなると、佞臣《ねいしん》（取り巻き）が暗躍したり、後継の座を巡って政争が激しくなったりして、国が乱れてくる。また、リーダーのカリスマ性がなくなり、国民は大きく動揺して政治不信となる。パーキンソン病で震えて動作が鈍くなったヒトラーは、その姿が国民の目にふれるのを怖れたという。彼は偉人ではないが、歴史上の重要人物なので紹介することにした。

第Ⅲ部では、各界のセレブたちを苦しめた病気を取り上げる。まず、民話や戯曲で有名な妖精のオンディーヌから、昨今は重大事故のきっかけとして問題視されている睡眠時無呼吸症候群を紹介する。

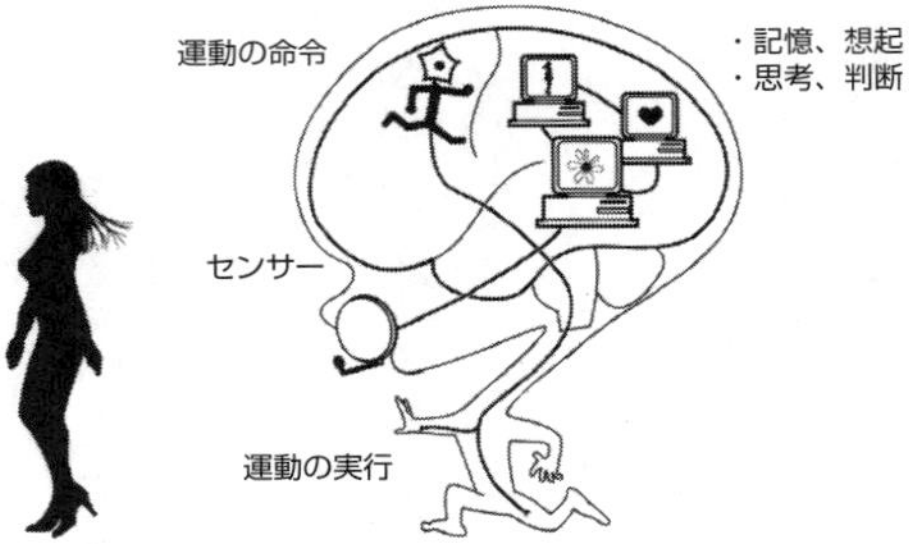

また、マリリン・モンロー以前に人気ナンバーワンを誇っていたセクシー女優リタ・ヘイワース。彼女は度重なる奇行でスクリーンを去ることになるが、その背景には今ではポピュラーになったある病があった。

天才ゴルファーが挫折する原因となった脊髄空洞症、伝説のフォークシンガー、ウッディ・ガスリーの患ったハンチントン病、夭折したフェラーリ御曹司の筋ジストロフィーなど、いくつかの難病についても説明し、遺伝子異常を突き止めるための壮絶な活動や、治療の可能性についても述べる。

こうした神経症状が現れる原因は、かつては生活習慣病でも遺伝子異常でもなく、梅毒が最も多かった。そのことを詩人ボードレールとアル・カポネを例に振り返ってみたい。

神経システムでは、体の内外の様子を視覚や聴覚、そして皮膚にある様々なセンサーなどから感覚として脳にインプットする。脳はその情報を処理して行動を決め、筋肉に指令を出す。右上の図でたとえるならば、目というカメラからの情報を光ファイバーのように視神経が大脳の後頭葉に送り、そこのスクリーンで画像化する。その画像が何

世界史を動かした脳の病気／目次

第Ⅱ部 歴史を左右した、指導者の病 近世〜現代 69

イラスト　内山洋見
南谷昌弘（P6）
DTP　河野真次

脳の内部構造

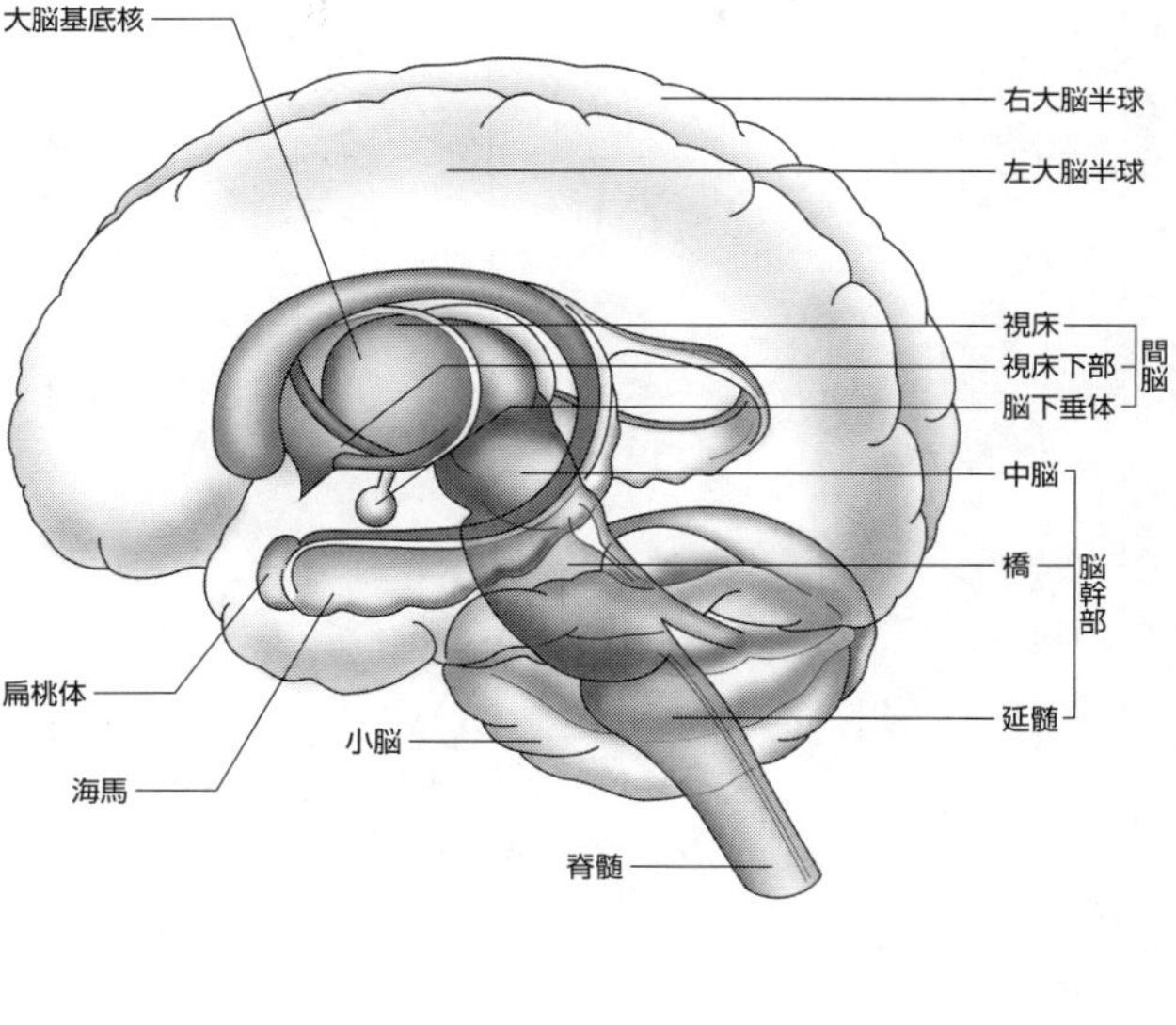

脳は末梢神経を介して感覚を集め、筋肉を動かす

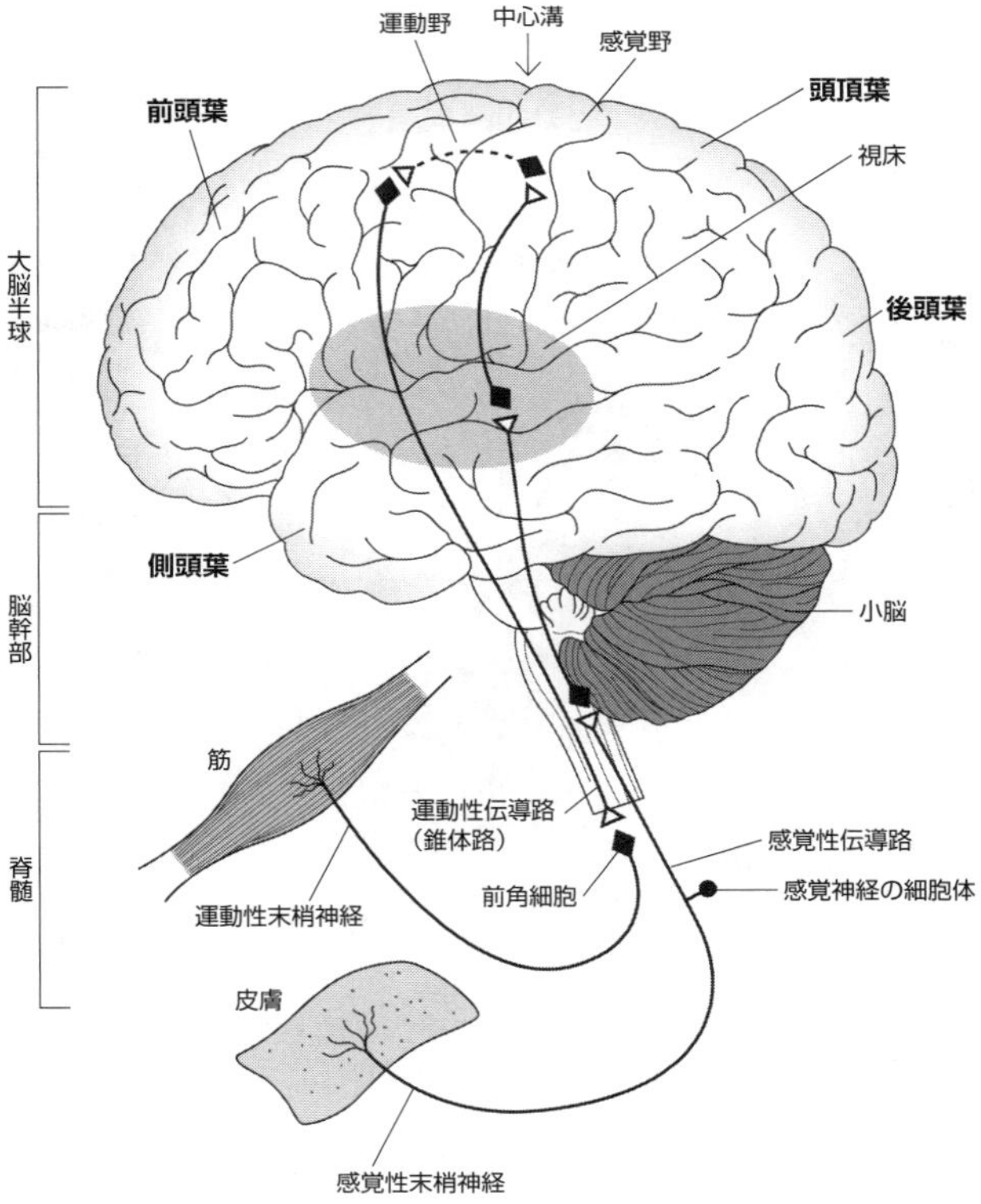

第I部 英雄を襲った病

古代〜近世

クレオパトラの安らかな死に顔
――コブラ毒、重症筋無力症

古代エジプト王国最後の女王

歴史の中の興亡に際しては、戦いに敗れた皇帝や王様、貴族などが自ら命を絶ったことがしばしばある。刃物を自分に向けたり、城から身を投げたり毒をあおったりと、その手段はさまざまだ。

美貌を武器に戦い抜いてきた女性は、死後も自分の美しさを保ちたいと思うものなのかもしれない。古代エジプト最後の女王、クレオパトラは自ら死を選ぶことになった時、伝承では、苦痛の跡がないような美しい死に顔を残そうとしていた。彼女は果たしてどのような秘術を使ったのだろうか？

紀元前3000年頃よりナイル川のほとりに栄えてきた古代エジプト王国は、紀元前304年にアレクサンドロス大王の部下であったギリシャ系マケドニア人プトレマイオスに侵入され、新たな王朝が打ち立てられた。このプトレマイオス朝、つまり古代エジプトの最後の輝きの中で燃えつきた女王がクレオパトラ7世である。なお、クレオパトラとはギリシャ語で〝父の栄光〟の意味で、この王朝の王女様にはよくあった名前だ。彼女はツタンカーメンやネフェルティティ、ラメセス大王のようなエジプト人ではなく、ミロのヴィーナスと同じギリシャ系だったのだ。

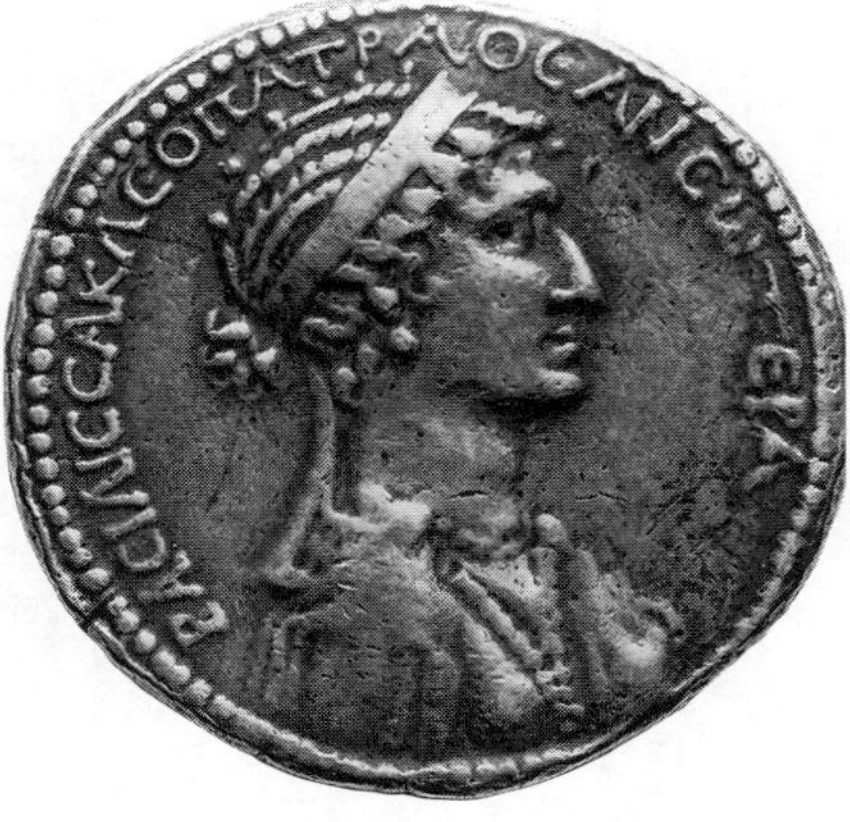
クレオパトラの姿が刻まれているコイン（写真：TopFoto/アフロ）

フランスの哲学者パスカルが「クレオパトラの鼻が少し低かったら歴史が変わった」と言ったほどの絶世の美女と言われてきたが、その時代のコインに残る彼女のレリーフ像は鷲鼻で、それほど美形ではない。しかし、映画では、若い頃のヴィヴィアン・リーやエリザベス・テーラーがクレオパトラを演じており、やはり、悲劇のヒロインは美しいに限る。

美貌を武器にして華麗に世渡り

紀元前51年、17歳のクレオパトラは王朝の習慣にしたがって9歳の弟のプトレマイオス13世と結婚し、それを条件に共同統治者として女王の座に就いた。古代エジプトの王家でよくあった近親婚だ。あのツタンカーメンの両親も兄と妹であったことが、ミイラのDNA解析で明らかになっている。しかし、クレオパトラ夫妻の仲は冷え切っており、他の兄弟も加わってお家騒動となり、彼女は孤立してしまった。

ちょうどその時、ローマからカエサル（シーザー）が、宿敵のポンペイウスを追ってエジプトにやってきて、首都アレキサンドリアの王宮に居を定めた。クレオパトラは彼を味方につけようと、捨て身の行動に出た。弟の兵隊に気づかれぬように、贈り物のカーペットでわが身を巻いて、カエサルに届けさせたのだ。

劇的に出現した美女にカエサルは魅入られてしまい、王権を巡る夫妻の争いの軍配を彼女の方に上げ、さらに二人は甘い生活をともにしはじめて、シーザリオンという名前の子どもまでもうけた。

ところが、凱旋したカエサルとともに彼女がローマに滞在している最中の紀元前44年、カエサルがブルータスらによって元老院で切りつけられて暗殺されてしまった。クレオパトラはあわててエジプトに戻った。

やがて、暗殺者たちを倒して覇者となったアントニウスがエジプトにやってきた。クレオパトラは今度も新たなローマの司令官を共同統治者にして、また甘い生活を始め、３人の子どもをもうけた。二人は快楽的な生活に浸る一方で、ローマから距離を置いて、独立傾向を強めはじめた。危機感を抱いたローマは、カエサルの義理の息子オクタヴィアヌスを司令官とする討伐軍を派遣してきた。

美しい死に顔を求め、毒ヘビ自殺

紀元前31年9月、ギリシャのアクティウム沖の海戦で、アントニウスとクレオパトラの艦隊はローマ海軍に敗れ、エジプトに逃げ戻った。翌紀元前30年8月、最後の決戦に敗れたアントニウスは短剣で自殺を図り、彼女の胸の中で息を引き取った。かつてカエサルやアントニウスを魅きつけ、虜にした色香はクレオパトラにはすでになくなっており、ローマの将軍オクタヴィアヌスとの和平交渉はうまくいかなかった。

死を覚悟した彼女は、さまざまな毒薬の効き目を確かめはじめた。もちろん、わが身ではなく死刑囚や奴隷に試したのであり、どの毒なら苦しまずに、美しいままの死に顔になるのかを人体実験したのだ。

彼女は自分が建てた霊廟の中に閉じこもり、その周囲はローマ兵に絶えず監視されていた。ある日、大きなイチジクが詰め込まれた篭が外から届けられた。篭《かご》を受け取ったクレオパトラは中から毒ヘビを取り出してわが胸に咬みつかせた。なんだか痛そうだが、シェイクスピアの戯曲『アントニーとクレオパトラ』では、そのヘビに咬まれても痛みを感じないと書かれている。シェイクスピアは、ヘビに咬まれた人は苦痛なしに死に導かれると思ったようだ。

果たして、異変に気づいたローマ兵が霊廟に入った時、クレオパトラは眠るような表情で黄金のベッドの上に横たわっていた。戯曲の中では、女王の死出の旅立ちに伴をしかけている侍女が、王家の子孫にふさわしい見事なお最期でしたと、虫の息でつぶやいている。クレオパトラ39年の生涯であった。

ヘビ毒は本当に苦しまずに死ねるのか？

ヘビの毒は、咬まれた動物の出血が止まらなくなる出血毒と、神経の指令が筋肉に伝わらなくなる神経毒に大きく分類される。マムシやハブ、ガラガラヘビなどが持つのは出血毒である。美しいままの顔で、一見眠るように死ぬのは神経毒で、コブラやウミヘビの毒である。クレオパトラの最期のシーンを描いた絵には、コブラやその仲間がよく登場する。

脳幹や脊髄の神経細胞から出た末梢神経と、筋肉との接点になる神経終末が膨らみ、そこからアセチルコリンという物質を出して筋肉に指令を伝える。神経終末から出たアセチルコリンが、筋肉の表面にある受容体、つまり電気コードでいえばプラグのソケット（受け口）にあたるコンセント部分に結びつくと、筋肉が反応して収縮する。このソケットを神経筋接合部とい

神経筋接合部

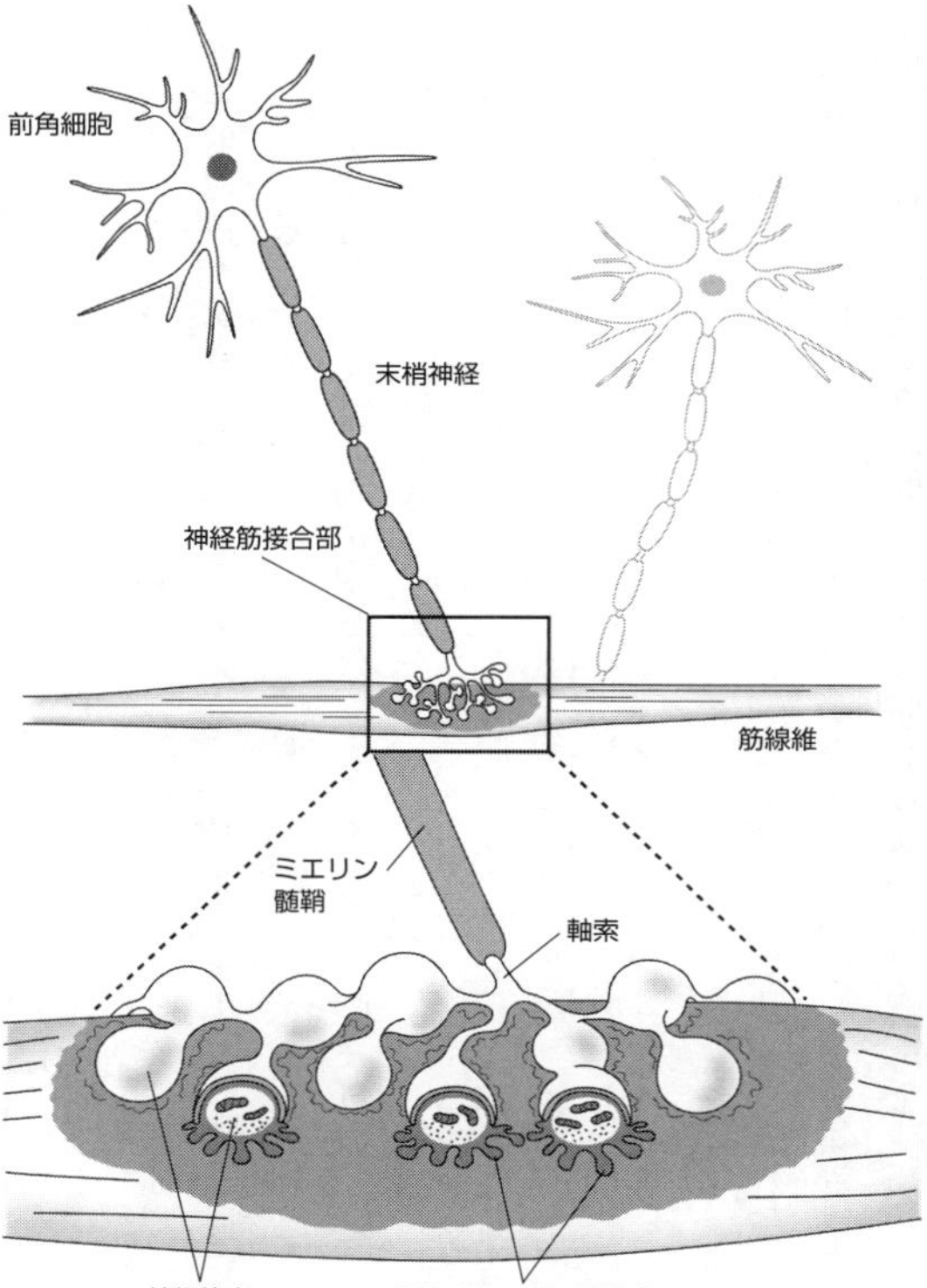

うが、コブラの持つような神経毒はコンセント部分に結合してしまい、アセチルコリンによる正しい指令が伝わらなくなる。

だからコブラに咬まれると、とろんとした表情になり、やがて手足がマヒし、そして呼吸筋も動かなくなって亡くなってしまうのだ。実際にコブラに咬まれて生き返った人の話では、気分が悪くなり、痛みや呼吸困難の苦しみもあるのだが、筋肉がマヒしているので、顔の表情には出ないし、喋ることもできないという。

咬まれてからすぐにまぶたなど顔の筋肉がやられ、とろんとした眠たげな表情になるので、クレオパトラは安らかに眠るようにあの世に旅立てると思ったのかもしれない。実際には空気が吸えずに、胸をかきむしりたいほどだろうが、手は動かず、苦しげな表情にもならない。もっとも、最近の研究ではガラガラヘビなどの毒には、麻薬のような働きをするオピオイド・ペプチドが含まれているそうだから、毒と同時に苦痛緩和の物質を獲物の体内に入れているのかもしれない。

現代では毒ヘビに咬まれたら、そのヘビ毒に特異的に反応する抗体が含まれている抗毒素血清を注射する。神経毒なら、呼吸用のチューブを喉から気管に通すなり、気管切開するなりして人工呼吸器で命をつなぎ、現れてくる他の症状に対処しながら、解毒を待つしかない。

また、ヘビの神経毒からαブンガロトキシンという物質が取り出され、これを使って神経筋接合部のさまざまなメカニズムが明らかになり、病気の解明などにつながった。嫌われ者で、誰からも怖れられている毒ヘビも、立派に人様の役に立っているのだ。

ヘビ毒のせいではなく病気で神経筋接合部、つまりコンセント部分であるアセチルコリン受容体が壊れてしまうことがある。重症筋無力症だ。

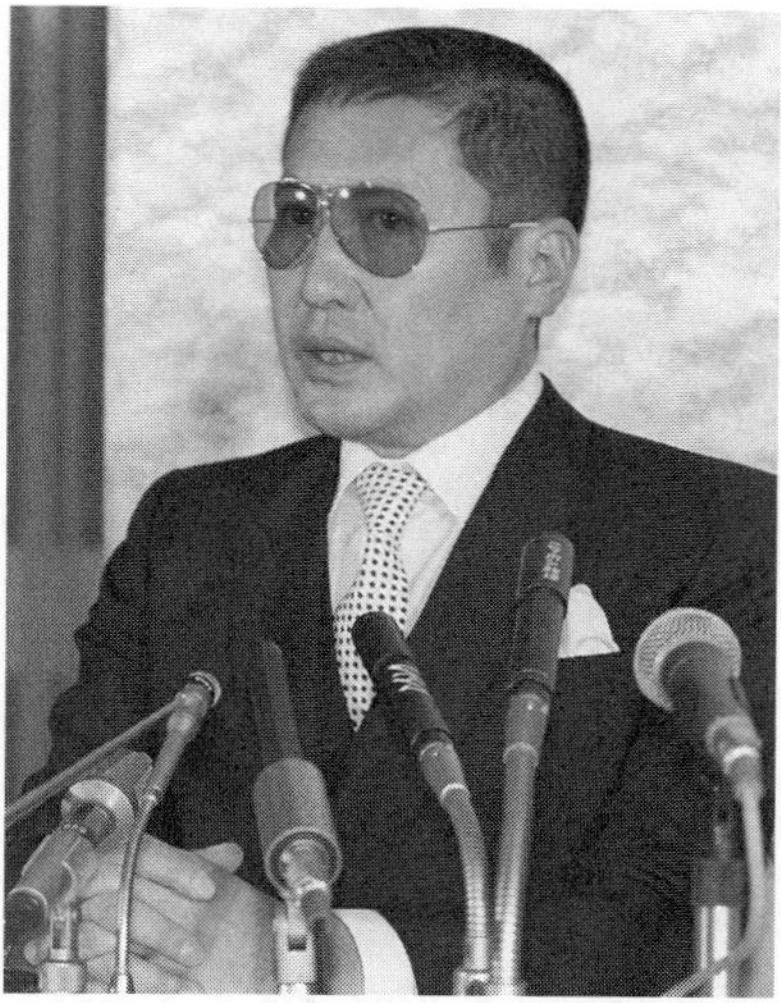
プロダクション倒産について記者会見する萬屋錦之介（昭和57［1982］年、写真：共同通信社/ユニフォトプレス）

昭和の大スター・萬屋錦之介の病

昭和の芸能界を彩る大スターの一人、萬屋（中村）錦之介は、歌舞伎の名門に生まれ、筆者の若い頃は〝いい男〟の代名詞であった。青年期も壮年期も、年齢相応に時代劇の格好いい主役を務めていた。しかし、家庭生活やプロダクションの経営では苦労が続いたようだ。

昭和57（1982）年6月、プロダクションの倒産にもめげず、50歳目前の萬屋錦之介は歌舞伎座の『新源氏物語』に出演していた。なよやかな光源氏としては、中年で恰幅が良すぎるきらいはあるものの、出だしは好調であった。

ところが、舞台の最中にまぶたが自然に下がってしまい、目が開きにくくなった。さらには楽屋でメーク中に頭が垂れて下向きのままになり、両手で顔を起こさないといけないほどで、やむなく首にコルセットを巻かざるを得なくなった。ネックカラーをつけた光源氏である。同じ歌舞伎座で夜の部に上演していた『宮本武蔵』にも出演したが力が入らず、経験豊富な時代劇で得意なはずの殺陣《たて》も満足にできない。とうとう立ち回りの最中に呼吸困難を起こし、文字通り途中降板してしまった。

入院後の検査で、呼吸困難の原因は肺の病気ではなく、重症筋無力症と診断され、胸腺摘出術を受けた。8時間の手術で鶏卵大の腫瘍が摘出され、手術創は20センチもあったと自身の回想録に書いている。*1

長い闘病生活が始まり、一時は役者生命が絶望視されたが、彼は「この病気が治ることを証明すれば、同病の人への激励になる」という一念で頑張ったという。手術の翌年の暮れにはテレビドラマ『子連れ狼』の拝一刀役で芸能生活を再開し、昭和60（1985）年8月には大阪の梅田コマ劇場での『御存知一心太助』で舞台にも復帰した。威勢良く下手から現れた一心太助は舞台中央で立ち止まり、次のような口上を述べ、万雷の拍手を受けた。

「3年前、大病で倒れた錦之介は死に、大阪で生まれ変わった錦之介の今日は初舞台でございます……」

筋肉に指令が伝わらない、重症筋無力症

萬屋錦之介の病気、重症筋無力症は、神経筋接合部の筋肉側にあるアセチルコリン受容体、つまりコンセント部分が障害される。そのため、体を動かそう、筋肉を働かそうと思っても、その思いが筋肉に伝わらないので、体に力が入らず、マヒしてしまう。

体の動きはすべて筋肉の働きなので、歩いたり手先を動かしたりすることだけではなく、目玉を動かしたり、まぶたを開けたり、話したり、呼吸ですら、この病気では侵される。もちろん対応を誤ると命を落としてしまう。

古典的な治療法は、神経終末から放出されたアセチルコリンが分解されないようにする抗コリンエステラーゼ剤で、アセチルコリンの働きを強化する。

この病気は、48ページの日本武尊の項で説明するギラン・バレー症候群と同じく自己免疫疾患である。ギラン・バレー症候群が末梢神経を外からの異物とみなして反応するのと同じように、重症筋無力症では自分自身のアセチルコリン受容体を攻撃して破壊する。だから、ステロイド剤などで免疫機能を抑制したり、血液浄化で血液中の異常な抗体を除去したり、あるいは

萬屋錦之介のように胸腺を外科的に取り除いたりする。

胸腺は胸の内側にある免疫組織で、自己免疫疾患と関わりが深く、重症筋無力症ではしばしば肥大する。

筋弛緩剤、殺虫剤、サリンの共通点

神経筋接合部に作用する化学物質は、薬でもあるし、毒でもある。薬としては、手術の時などに使われる筋弛緩剤がある。全身麻酔をかける時に、筋肉をマヒさせる。喉から気管にチューブを通す処置をしやすくしたり、手術中にメスなどの刺激で筋肉が余分な収縮をしないようにしたりするためだ。

また、殺虫剤はアセチルコリン受容体に結びついて離れず、筋肉を収縮させっぱなしにして虫を殺す。これの強力なのが、オウム真理教が使ったサリンや、北朝鮮の金正恩の兄である金正男がマレーシアのクアラルンプールで暗殺された時のＶＸガスだ。さらに、オウム真理教が使おうとしたボツリヌス毒素は、神経終末からアセチルコリンが出ないようにする物質だ。その他、毒ガエルや毒きのこの毒素にも、神経筋接合部でのアセチルコリンの働きを障害するものが多い。

コブラの天敵マングースは、アセチルコリン受容体の中の結合部位の数が多く、それだけコブラの毒への耐性が強いという。

フグ毒生還者が語った恐怖体験

では〝フグは食いたし、命は惜しし〟とも言われるフグの猛毒テトロドトキシンはどうか？フグのちり鍋で毒に当たるのは鉄砲玉に当たるようにこわいので〝鉄砲ちり〟、短縮して〝鉄ちり〟と呼ぶようになったが、日本人には馴染みがある毒だ。といっても、テトロドトキシンは猛毒で青酸カリの1000倍くらい強力なので、フグ中毒の生還者は少ない。

この毒物はサリンやボツリヌス毒素のように神経筋接合部が働かないようにするのではなく、末梢神経がターゲットだ。末梢神経に信号が流れる時の電気現象が起こらないようにして、指令や情報の伝達をブロックして体をマヒさせるのだ。

マヒは呼吸中枢や呼吸筋にも及ぶ。筆者の知人ドクターの経験談では、自分で釣ったフグを調理して中毒になった漁師さんが救急車で来た。手足の完全マヒで、呼吸が止まり、瞳孔の対光反射はなく、心臓だけは動いている状態だったが、人工呼吸器で治療したところ数日して回復した。ところが、本人はその間も意識はあり、枕元で医者が植物状態になると言ったことや、何時《いつ》まで持つのか、葬式はどうするなどと家族が話していたのを全部覚えていたという。

ホラー体験だ。やはり、フグ中毒は恐ろしい。

フグの毒は、フグが自分で作っているのではなく、海中の他の生物に含まれているテトロドトキシンを溜め込んでいるのだという。最近、問題になったヤマカガシの毒も、食べたヒキガエルの毒素だという。このような有毒動物は結構多いらしいが、武器を作れないくせにテロを起こす武装組織みたいなものだ。迷惑な存在だ。

＊1―萬屋錦之介著『わが人生《みち》悔いなくおごりなく』東京新聞出版局、1995年

古代ローマ帝国の巨大すぎる皇帝
——巨人症

後世に多くの「マキシミリアン王」がいる理由

ヨーロッパの歴史を調べていると、マキシミリアンという王様にしばしばでくわす。とりわけハプスブルク家にはこの名前の皇帝が何人もいるし、短縮したマックスやマキシムなどという貴族も少なくない。ヨーロッパ人のファーストネームは、マイケルやジョージ、マリアなどのようなキリスト教の聖人の名前が多いのだが、マキシミリアンはちがう。ラテン語で大きいあるいは巨大という意味で、いかにも尊大な皇帝、大貴族といったイメージである。

「大きいことはいいことだ」とは、筆者の若い頃のテレビ・コマーシャルでヒゲの作曲家、山本直純《なおずみ》さんがタクトを振っていた時の文句である。体の大きい人は見るからに頼もしく、それでいて人柄が良ければ言うことなし、まさに偉丈夫だ。また「よらば大樹の陰」ともいうように、大きい人は人々に安心感を与え、慕ってくる人が多い。

大統領選挙戦中から何かとマイナス面を報道されていたアメリカのドナルド・トランプ大統領も、あまり恵まれていないいわゆるプア・ホワイトの心をつかみ、当選してしまった。19

1センチの堂々たる巨漢で、批判や非難にひるむことなく、アメリカ・ファーストなどの強い言葉を叫び続ける姿に、リーダーシップを感じる人たちが多かったのだ。

筆者の大学の先輩である篠田達明先生の『日本史有名人の身体測定』（KADOKAWA）によれば、日本武尊は197センチもあり、平清盛や後醍醐天皇、足利尊氏、西郷隆盛といった変革期のリーダーは、当時としては巨漢の180センチ以上の長身だったという。やはり、「大きいことはいいこと」なのだ。沖縄の「美《ちゅ》ら海《うみ》水族館」に行って魚の世界を観察していると、体長が10メートル近い巨大なジンベイザメの後には、魚が群れて付いて回っている。ヨーロッパの皇帝や貴族にはなぜマキシミリアンが多いのか？　その謎の先にも、やはり巨漢の古代ローマ皇帝がいた。

初の外国出身ローマ皇帝・マクシミヌス

カエサル（シーザー）が基礎作りをして成立した古代ローマ帝国は、紀元1世紀から2世紀にかけては、『テルマエ・ロマエ』のハドリアヌス帝のような優れた皇帝が相次いで現れ、五賢帝時代と言われ、いまだかつてないような繁栄の時代が続いた。

地中海を中心に、今のヨーロッパから北アフリカ、中東を含む広い地域に、パックス・ローナ（ローマの平和）と呼ばれる安定と平和の時代がもたらされていた。軍事施設はもちろんのこと、民衆のための病院や競技場、大浴場などの公共施設も各地に次々と建設された。

しかし2世紀の末からは、賢くなかったり粗暴だったり、色ボケだったりの暗愚な皇帝が続いたこともあり、帝国の繁栄は失われ、混沌の時代となってしまった。ハドリアヌス帝から約100年後の西暦235年、兵士たちは臆病で指導力のない時の皇帝を暗殺し、自分たちのカリスマ司令官に紫色の衣を投げ掛けた。それは皇帝が身にまとう衣装である。こうしてマクシミヌス・トラクスはローマ帝国皇帝になった。

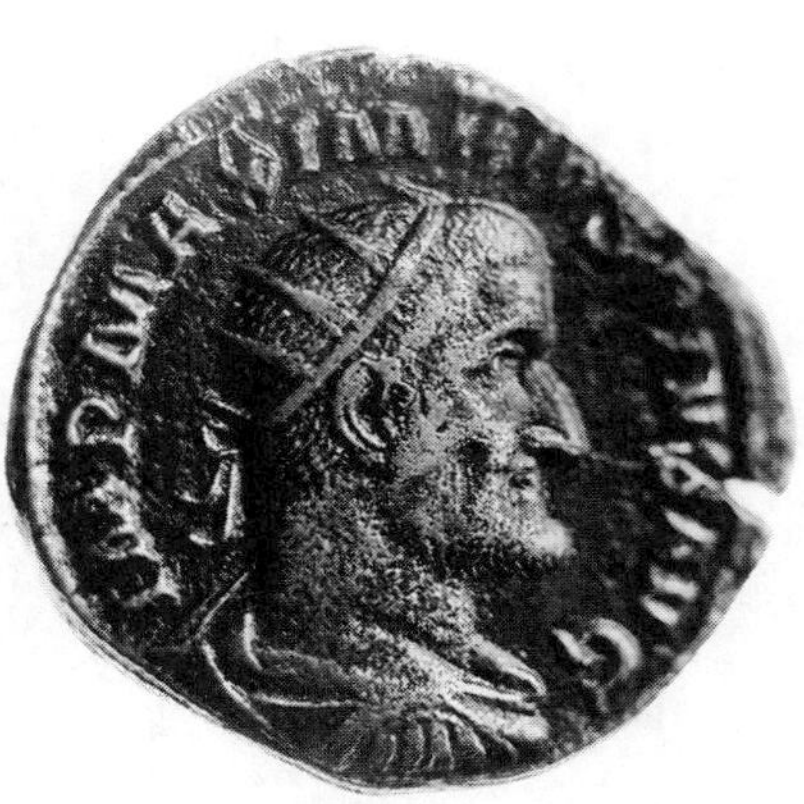
マクシミヌスの姿が刻まれているコイン（写真：アフロ）

マクシミヌスは西暦173年に、バルカン半島のトラキアで生まれた。ギリシャのやや北方の地だ。18歳で兵士となった。彼は怪力の持ち主で、荷物を満載した荷車を一人で引いたという。ローマ軍団の荷車なので、かなり大きくて頑丈なものだったにちがいない。もちろん、腕力抜群で、16人を相手に格闘して全員をねじ伏せた。大きいだけではなく、軍事的才能とともにリーダーシップがあったので、人を見る目に定評があった皇帝の目に留まり、百人隊長に抜擢された。兵士たちの間での人気も抜群で、外国生まれの人間（ローマ市民権はある）としては初めての皇帝となったのだ。

しかし皇帝になってからは、彼の人柄は打って変わってしまい、人々に重税を課す暴君になった。また疑い深くなり、妄想にかられて残虐な刑や弾圧を行うようになり、その結果、民心が離れて各地で反乱が起こった。ついには、２３８年に暗殺されてしまった。在位わずか３年である。

これ以降、古代ローマ帝国は軍人皇帝の時代と言われ、兵士たちに祭り上げられた将軍が次々と皇帝を名のっては暗殺されたり、戦いに敗れたりして死んでいった。結局は、マクシミヌス・トラクスは兵士たちには期待はずれだったのだが、巨人皇帝のイメージだけは後世に伝わることになった。

記録に残る身長は260センチ

マクシミヌス・トラクス帝の身長は２６０センチと記録されている。名前のマクシミヌス自体も大きいという意味である。現在のヨーロッパにも〝マクシミヌスのブーツ〟という言葉があるが、これは長身で手足が長い人を指す慣用句だそうだ。ちなみに、スカート丈の「マキシ」も同じ語源からきている。

そのように体が大きくて力持ち、なおかつ人格的にできている人だったら、ジンベイザメにまとわりつくコバンザメのように、慕って頼りにしていた人も多かったにちがいない。

現在、パリのルーブル美術館にあるマクシミヌス帝の像や、彼の顔を刻印したコインなどを見ると、顔の眉の部分が突出し、下あごは力強くてしゃくれている。指も太かったようで、妻のブレスレットを指輪にしていたというエピソードも残されている。また、大食漢で、1日にワインを26リットル、肉を13・5から18キログラムも平らげたという。まさに鯨飲馬食だ。

日本が誇る巨大スター・ジャイアント馬場

時代は飛んで20世紀の日本。新潟県生まれの馬場正平少年は、小学校低学年まではクラスの中でも体格は小さい方だったが、小学校3年生の時から急に背が伸びはじめた。高学年の時には身長が175センチにもなり、少年野球でエースとして活躍した。高校入学時には190センチで、特注のスパイクを履いて硬式野球部に入り、練習試合では連続17奪三振とピッチャーとして大活躍したが、残念ながら甲子園には出られなかった。

しかし、読売ジャイアンツのスカウトが馬場少年に注目し、なんと高校2年生で入団させた。プロ2年目の昭和31（1956）年には12勝1敗、翌年は13勝2敗で、2年連続二軍の最優秀投手賞をとり、これからが期待される将来のエースのはずであった。昭和32（1957）年の

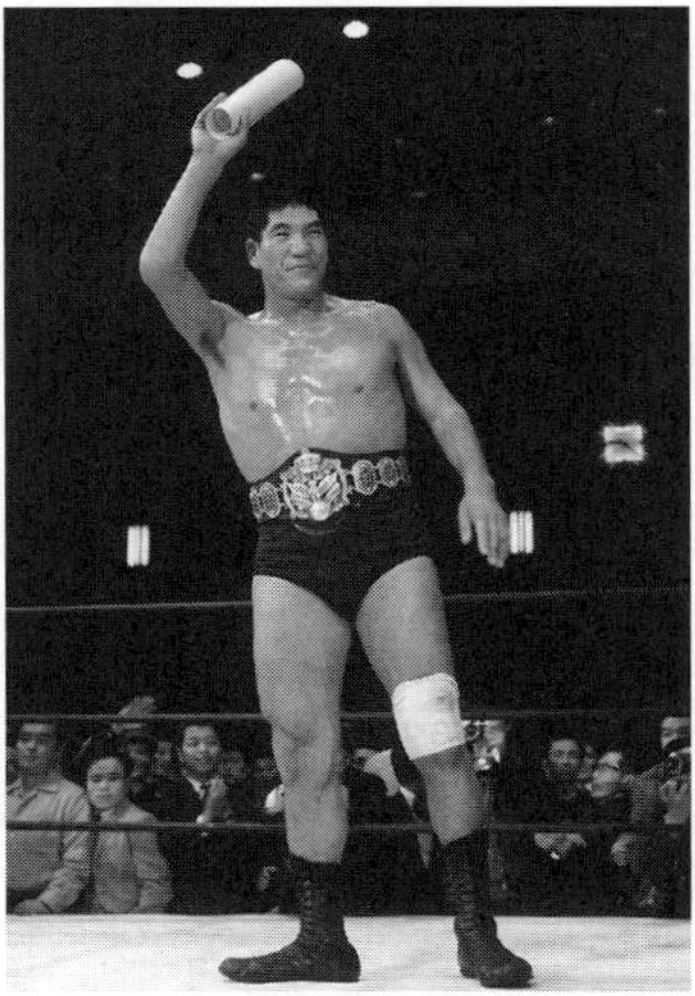
ジャイアント馬場（昭和44［1969］年、写真：木村盛綱/アフロ）

シーズン末に一軍として登板し、中日のエース杉下茂と投げ合い、好投したが負け試合。その直後から、視力が急速に低下しはじめた。

病院を受診し、脳下垂体腫瘍と診断されて、脳の手術を受けた。ところが、巨人軍に復帰したものの芽が出ず、結局、怪我で引退し、昭和35（1960）年にプロレスに転向した。力道山とともにプロレス黄金時代を作ったジャイアント馬場の誕生である。

16文キックが彼の代名詞となった。文とは足袋のサイズの単位で、1文は約2・4センチである。彼の足の大きさは34センチ強で、実際の足袋サイズは14文だったそうだ。身長は209センチ、体重135キログラムの体格で、平成11（1999）年に大腸ガンで亡くなった時には、大きすぎて柩が用意できなかったという。

脳下垂体と視神経交叉

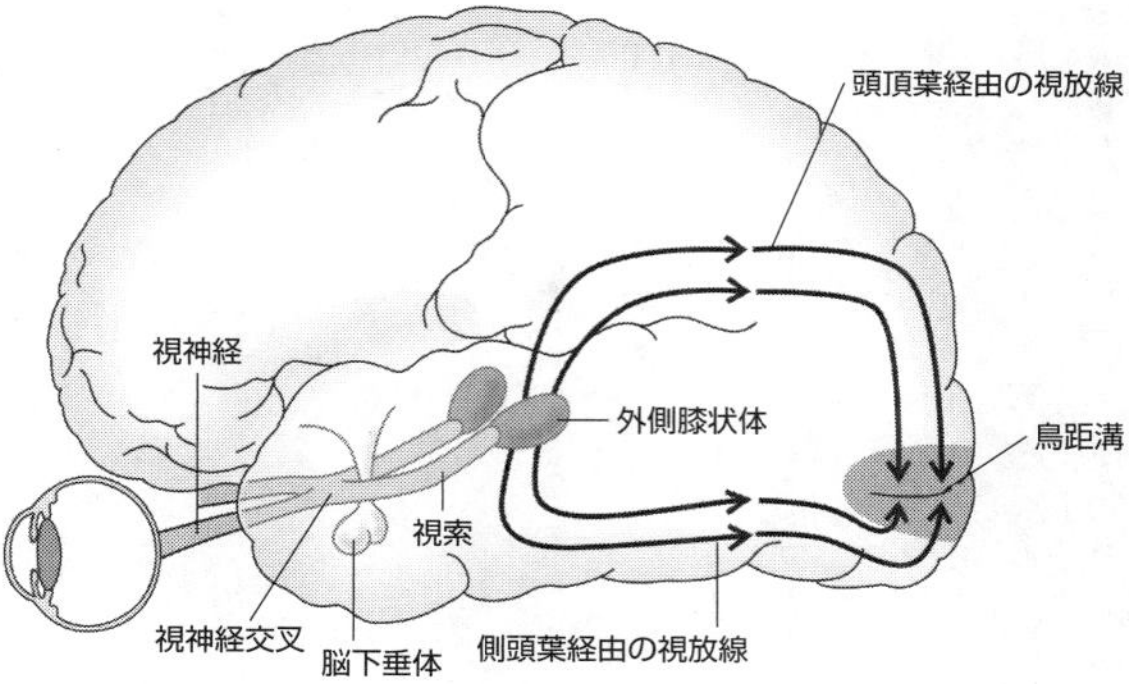

下垂体性巨人症

脳下垂体は、大脳の底部から伸びている組織で、鼻腔や目の奥の方に位置している。脳内のホルモン調整司令部である視床下部と深いつながりがある、内分泌器官（ホルモンを出す臓器）だ。成長ホルモンや性腺刺激ホルモン、甲状腺刺激ホルモン、副腎皮質刺激ホルモンなどを分泌している。

脳下垂体腫瘍が大きくなると、すぐ傍を通っている視神経を下方から圧迫して視野が狭くなり、目が見えにくくなる。脳下垂体腫瘍から成長ホルモンが大量に分泌されればジャイアント馬場のように巨人症となる。

現在の治療法は手術によって腫瘍を取り除くことだが、いろいろな理由で手術ができない場合は、薬物療法やガンマ・ナイフなどの放射線治療を行う。

ガンマ・ナイフとは、ヘルメット状の器具に２０

1個のコバルト60を並べた装置で、一個一個の放射線エネルギーは弱いものの、脳の病変部に集中させて、高エネルギーを照射する治療法である。小さな腫瘍や異常な血管でも、ナイフ(メス)で切り取るように処理できるので、ガンマ・ナイフと呼ばれている。

残念ながら、マクシミヌス・トラクス帝の時代は手術ができなかったので、大きくなった腫瘍で視神経が圧迫されたり、成長ホルモンだけではなく、他のホルモンの異常などで、脳も体もぼろぼろになったりしたはずだ。その結果、心身ともに不安定となり、性格も変わっていったにちがいない。

どのくらい身長があったら巨人症というのだろうか? 少年期において年間の成長速度が2年以上にわたって標準値の2SD以上、つまり100人の同級生のうちで上から2番目以内くらいのスピードで背が伸びていて、最終的には身長が男子では185センチ以上、女子では175センチ以上を巨人症というらしい。つまり、馬場少年のように、同級生と比べて身長がグングンと勢いよく伸び続けると疑わしい。身長が210センチ以上の人には、ほぼ脳下垂体腫瘍があるという。

成長ホルモンの分泌過剰が思春期に起これば、骨も伸び続けて巨人症になるが、骨の成長が止まった成人になってから起こると、体の先の方だけが成長していくアクロメガリー、すなわち先端巨大症となる。眉の部分や下あごがとび出て、鼻や舌が大きくなり、そして手足が大きくなる病気だ。

ジャイアント馬場と並ぶ有名なプロレスラーの顔にも似ているし、大柄のスポーツ選手の中にも、そういった顔が少なくない。マクシミヌス帝のコインにもこのような特徴が刻まれているし、妃のブレスレットを指輪にしていたというのは、指先が異常に太かったことを示している。つまりこの皇帝は、少年期の成長ホルモン分泌過剰で巨人症になっただけではなく、成人になっても成長ホルモン分泌過剰が続いていたようだ。

弁慶も208センチの巨漢という説

脳下垂体は頭蓋骨の底面の中央のくぼみの中に収まっているが、この部分のすぐ上では眼球から脳に向かっている左右の視神経が交叉している。脳下垂体腫瘍が大きいと、くぼみの中央部から視神経交叉のポイントを圧迫して、目からの視覚情報が脳に伝わらなくなってしまう。

典型的な例は、両耳側半盲という症状で、視野の外側が見えなくなる。が、決して病気の解説書や健康本の絵にあるように欠損部分が黒く見えるのではない。本人は視野が狭くなったことに気がついていないことも多く、せいぜい横の方が見にくいといった程度の自覚症状のこともある。

巨人症や先端巨大症では、病気の初期には筋肉量が増え、力も強くなる。筆者の先輩の篠田先生によれば、武蔵坊弁慶は２０８センチの巨漢だったらしい。マクシミヌス帝も怪力の巨人で、格闘でも強かった。

体が大きいから、食べる量が半端でないのも不思議ではない。帝が1日に飲み食いしたと記録されているワインや肉の量は大変なもので、疑いたくもなる。しかし、１９５０年代から60年代にかけて人気ロカビリー歌手だったエルヴィス・プレスリーは、晩年には肥満して1日に10万キロカロリー、普通の成人の1ヶ月分以上のエネルギーをとっていたと言われている。マクシミヌス帝の食事量も、まゆつば物ではないのかもしれない。

また、巨人症や先端巨大症では糖尿病も合併する。ワインの量が多いのは、糖尿病のためかもしれない。きちんと治療をしないと、巨人症の人はやがて精力が落ちて、見かけ倒しのウドの大木になってしまうこともある。

頭痛や高血圧もしばしば合併するので、動乱期の軍人皇帝というストレスにこれらの要因が加わって、即位後に人格が一転して、猜疑心の強い残忍な嫌な人間になってしまったのかもしれない。

巨人症があれば小人症もある

巨人症があれば、小人症（低身長症）もある。脳下垂体から成長ホルモンが分泌されない下垂体性小人症では、不足している成長ホルモンを注射で補って身長を伸ばしていく。

今日では合成したホルモン製剤を使うが、以前は亡くなった人の脳下垂体から取り出して精製した成長ホルモンを使っていた。その中に、狂牛病騒ぎで有名になった、クロイツフェルト・ヤコブ病の患者さんの脳下垂体が含まれていて、フランスやアメリカなどでは、小人症の治療を受けた人にこの病気が発生したことがある。

アフリカにムブティ人という背が非常に低い民族がいる。この人たちに成長ホルモンを注射したら、大きくなって普通の背丈になりそうだが、残念ながらそうはいかない。というのは、脳下垂体から分泌された成長ホルモンは、直接骨や体の細胞に作用して成長を促すわけではないからだ。

まず、肝臓の細胞に作用してソマトメジンC（IGF‐1）という別のホルモンを作り、それを肝臓の細胞が血液中に分泌する。このソマトメジンCこそが細胞分裂を促進して、骨や体の細胞の成長を促し、本当に体を成長させるホルモンなのだ。

ムブティ人の体の細胞には、このソマトメジンCの刺激を感じる受容体がない。だから、ムブティ人の脳下垂体から成長ホルモンがちゃんと分泌されていて、肝臓でソマトメジンCが作られていても、細胞がそれに反応せずに、大きく成長できないのである。

足がたぎたぎしてしまった日本武尊
——ギラン・バレー症候群

若き英雄の急死

高貴な家に生まれ、若くて元気ハツラツ、抜群の行動力で、なおかつ美女を従えている。この上なしの美丈夫となれば、誰でも羨む存在そのものだ。

しかし、そのような人が志半ばで突然体を壊し、あれよあれよという間に亡くなってしまうと、悲劇の英雄として末代まで語り継がれることになる。

古代の英雄、日本武尊《やまとたけるのみこと》（『古事記』では倭建命）もそうであった。若き英雄はなぜ急死したのか？　単なる伝説ではないようだ。『古事記』や『日本書紀』の記述をたどると、一つの病気が見えてくる。

日本武尊は第12代の景行天皇の皇子として生まれた。この天皇は子が80人もいて精力絶倫だったようだが、まだ混沌としているこの国で、大和朝廷の覇権を確立するために、自ら九州に遠征するなどの積極策に出ていた。

天皇が大和に戻った後、降伏した熊襲《くまそ》が再び背き、景行天皇は次男の小碓尊《おうすのみこと》に熊襲退治を命じた。４世紀頃のことである。尊は美女に化けて、豪族の熊襲建《くまそたける》をたおし、この時に、尊は敵から〝強い者〟を意味する武（建）の名前をおくられた。

さらに出雲地方を平定して大和に帰国後、息つくひまもなしに天皇から東国出陣を命じられる。能力のある働き者は、昔からこき使われるようで、まさに東奔西走の働きで日本平定に明け暮れた。愛人の弟橘媛《おとたちばなひめ》を伴って出発したが、駿河の国では、二人を焼き殺そうとした野火に囲まれてしまう。これを草薙《くさなぎ》の剣で払って消し、その地を焼津《やいづ》と名づけた。今の東京湾の入り口では嵐にあい、弟橘媛を人身御供に出さねばならなかった。

東国の蝦夷《えみし》征伐から熱田に戻った尊は、豪族尾張氏の娘の美夜受比売《みやずひめ》と、月の障りもなんのそのでメイク・ラヴした。それから彼女の家に草薙の剣を置いて、現在の岐阜県と滋賀県の県境、合戦で有名な関ヶ原の北にそびえる伊吹山に、荒ぶる神を退治に出かけた。

日本武尊の病状がそのまま地名に

伊吹山に登る途中で、尊は牛のように巨大な白猪に出会い、言わずもがなの大言壮語を吐く。
「白猪は神の使い走りだ。今しとめずとも、帰りにひとひねりだ」
すると、大氷雨が零《ふ》ってきて、尊は打ち惑わされた。つまり山の神そのものであった大白猪のたたりで正気を失った。確かに、名古屋で冷たい伊吹おろしに吹かれると、本当に白猪の荒ぶる神がその山にいそうな気がする。

山を下りて、醒ヶ井《さめがい》あたりで尊はようやく醒め、熱田に戻るべく関ヶ原を経て東に向かったが、20キロメートル強、1日の行程を行くか行かないかのうちに、養老の滝近くで歩行困難を自覚した。

「早く早くと心は飛ぶが、足がいうことを聞かない。たぎたぎしてきた」

たぎたぎはトボトボするという下肢の症状のようだ。かくして、そのあたりを多芸野《たぎの》というようになった。

さらに、そこから養老山地東麓の20キロメートル南にある尾津に至っている。5月5日に「上げ馬神事」がある多度《たど》大社の地で、当時は港だった。濃尾《のうび》平野南部は木曽川や長良川、揖《い》斐《び》川のいわゆる木曽三川が作る大湿地帯であり、彼方に美夜受比売のいる熱田を眺めて尊は感慨の歌を詠んでいる。

体力の衰えで熱田をあきらめ、朝廷のある大和に帰るべく西に向かう。尾津からゆるい丘陵を越えて20キロメートル弱、四日市市の西端、采女《うねめ》に至った。今は、国道1号線沿いの団地だ。ここで尊の足の症状が重くなった。

「吾が足は、三重に勾《まが》れるが如くして、甚だ疲れたり」

この嘆きが、おそれ多くも三重県の語源となった。なお、采女とは女官の意味だが、古代の四日市は朝廷に女官を献上するような美人の産地だったのだろうか。それとも、想像をたくましくすると、尊の看護のために、急きょ土地の女性をさし出したのだろうか。

そして、西へほんの数キロメートル、鈴鹿山麓の能煩野《のぼの》で力尽き、「大和は国のまほろば……」と望郷の歌などの哀切な辞世を歌いおわりて、即ち崩《かむあが》りましき。つまり、こと切れた。

ギラン・バレー症候群

若い頑強な英雄、日本武尊は意識障害の後に歩行障害をきたし、数日のうちに衰弱死してしまった。『日本書紀』や『古事記』の記述から、病状進行の時間的プロセスが読み取れる。月の障りを無視したセックスや、草薙の剣を手放したこと、山の神のたたりなどの凶事によると昔の人は考えた。しかし、古代人も現代人も、体の構造や病気のメカニズムは変わってはいまい。現代の脳神経内科医である筆者の解釈では、意識障害を呈する先行感染の後に、比較的早い経過をたどった神経疾患であり、死因は呼吸筋マヒである。このような病気としては、ギラン・バレー症候群（急性自己免疫性末梢神経炎）が考えられる。

ギラン・バレー症候群は、末梢神経をコードの絶縁体のように覆っているシート（膜）の成分、ガングリオシドに対する自己免疫疾患である。

自己免疫疾患とは、自分の体の一部に対し、外からの異物として認識し、壊そうとする病気だ。リウマチなどのいわゆる膠原《こうげん》病、すでに述べた重症筋無力症などがある。

問題のガングリオシドと、カンピロバクター・ジェジュニという細菌や、ある種のウィルスなどの病原体には共通の抗原性がある。だから、これらの病原体に感染した時にできる抗体はガングリオシドにも反応し、自分の体の末梢神経を攻撃するようになるのだ。

1970年代のアメリカで、悪性のインフルエンザの大流行が予測され、多くの人にインフルエンザ・ワクチンを接種したところ、何十人もの人がギラン・バレー症候群を発症したこともあった。

白猪にマダニをうつされた疑いも

伊吹山で氷雨に打たれた日本武尊は、なんらかの感染症で発熱した。大きな白猪にたかっていたマダニが原因かもしれない。マダニは恙虫《つつがむし》病や回帰熱、脳炎などの感染症を媒介し、リケッツィアなどの病原体もギラン・バレー症候群を起こす。高熱で意識が朦朧となり、それが醒ヶ井で治った後に旅を再び始めたのはいいが、まもなく末梢神経障害で筋肉がマヒし、たぎたぎとして足が三重八重に曲がるように力がぬけて歩行困難となった。

しかし、それだけでは死なない。マヒが呼吸のための筋肉に及んで呼吸不全を起こしたか、あるいは嚥下《えんげ》障害で食べられなくなり、誤嚥性肺炎で能煩野で行き倒れのようにしてみまかった……。

筆者は学生時代にギラン・バレー症候群という病名を初めて目にした時、語感から得体のしれない、恐ろしそうな病気だと思った。病名に人の名前がつけられていることはよくあり、ギランもバレーもフランスの脳神経内科医で、1916年に、風邪のような先行感染があった後に、1日から数日で完成するマヒが起こる病気を報告した。

多くの場合は、手足の筋肉のマヒのみだが、感覚障害が起こることもある。脳卒中のように突然起こるのではなく、数時間から数日かけてマヒは進行していく。また、横隔膜や舌も筋肉なので、これらがマヒして呼吸ができなくなる呼吸障害や、食べ物を飲み込めない嚥下障害で亡くなることもある。

日本武尊の時代は、巫女が祈るしか治療法はなかっただろうが、今日では血漿《けつしょう》交換や免疫グロブリン大量静注が行われ、治療成績が上がってきている。

大原麗子の闘病

現代の著名人でも、急性の神経疾患になり、手足がマヒした人がいる。

大原麗子は『男はつらいよ』シリーズのマドンナを2度演じ、NHKの大河ドラマ『春日

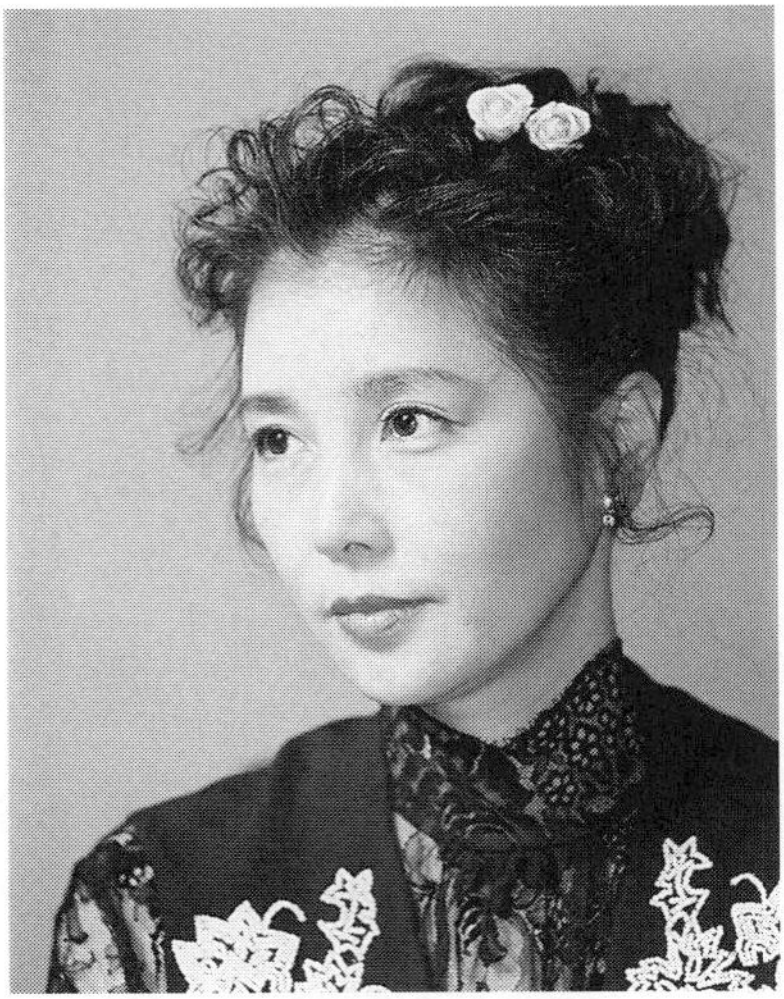

大原麗子（平成5［1993］年、写真：朝日新聞社/ユニフォトプレス）

局』ではヒロインを演じて、一世を風靡した大女優である。すっと通った鼻筋に濡れるような眼差しの、しっとりした日本的美人のイメージが定着していた。

彼女は昭和21（1946）年に東京で生まれ、18歳の時、映画『網走番外地』で高倉健と共演し、以後スター街道を歩んでいった。昭和50（1975）年の夏、28歳の大原麗子は順調なキャリアを積んでおり、渡辺淳一原作のドラマ『冬の陽』の収録を北海道で行うことになっていた。日本で最初に行われた心臓移植を題材にした話題作である。

8月20日朝、都内の自宅で目覚めたところ、足の裏が鈍いような、しびれたような感覚異常が出現。病院を受診すると腰椎の異常だろうと言われた。夕食時、手のしびれがないにもかかわらず、箸でお新香をつかもうとして落とした。

25日朝、朝食中に箸を落とし、病院に入院してビタミン剤の点滴を受けた。

9月1日、麗子は医者が止めるのも聞かずに『冬の陽』の撮影のために病院から北海道に車椅子で出発した。が、待ち受けていた脚本家の倉本聰がすぐに札幌医大に連れて行き、診察した医師から東大病院神経内科受診を勧められた。

9月8日、一人では歩けないほどの状況で、東大病院を受診し、すぐにギラン・バレー症候群と診断された。この時、握力は4キログラムだったと、彼女は自分でノートに書いている。

9月9日に、夫の渡瀬恒彦に介助されながら入院。「絶対に治る病気だ」と言ってくれた豊倉康夫教授が神様のように思えたという。そして髄液検査などの結果、診断は確定した。

幸い、9月21日には車椅子に乗れるまでに回復、10月にはリハビリを開始し、10月31日には退院した。翌年2月には高尾山に登るほどに回復し、その翌日には新作ドラマの制作発表会見に艶やかな和服姿で現れた。約半年の経過であった。

日本武尊の脚気説が否定できる根拠

自己免疫疾患やギラン・バレー症候群についての知識が医学界でも広がっていない頃は、日本武尊の病気は、末梢神経障害と心不全の両方を起こす脚気とする説があった。脚気はビタミンB_1の欠乏によって起こるが、今の日本ではほとんど患者がいない。

しかし、かつては国民病と言われたほどわが国では多かった。江戸時代には参勤交代で江戸に出てきた武士が歩けなくなり、地方に戻ると治るので、〝江戸わずらい〟とも言われた。また、明治時代の日清戦争では、多くの陸軍の兵隊が脚気にかかって著しく戦力を損ねた。田舎武士は江戸で白米ばかり食べて〝江戸わずらい〟になり、陸軍当局は徴兵された兵士の食料に気を使いすぎて白米ばかり支給して脚気にしてしまった。お米の胚芽、つまり糠《ぬか》にはビタミンB_1が含まれているが、白米にはない。だから、食生活が良くなって脚気になったのだ。

日本武尊は大昔の人であり、なおかつ山野を駆け巡って野戦を繰り返してきた人だ。白米を常食していて発症する脚気とは考えられない。

なお、イヌやネコにイカやタコ、貝を食べさせると腰がぬけると言われているが、これも脚気だ。これらの軟体動物にはビタミンB_1を分解するチアミナーゼという酵素が含まれており、これらを生食するとビタミンB_1不足になって脚気になる。健康な人は体内にビタミンB_1を蓄えているので、ちょっとぐらいイカソーメンや生牡蠣を食べても大丈夫だ。しかし、だからと言って安心はできない。アルコール依存症の上、毎日イカの刺身だけを肴にビールを飲み続けて急性認知症になり、かつビタミンB_1欠乏性神経障害になって歩けなくなった患者さんを治療したことがある。

神経難病専門のわが病院と英雄の奇しき因縁

筆者が国立鈴鹿病院の院長になったばかりの頃、公用車の運転手が話しかけてきた。

「ドクター、ここんとこで日本武尊が亡くなったんでさ。この木がある塚が宝冠塚で、冠が埋めてあるんですわ。ほれ、この地（能煩野）で崩御したと書いてあるでしょう。そこの加佐登《かさど》神社の古墳が尊が葬られた白鳥塚《しらとり》で、わしらの学校も白鳥中学でさ。後で、父親の景行天皇が弔いにきた行在所《あんざいしょ》があったんで、昔はこの辺を高宮といったんですわ。嘘と思うやしれんけど、『古事記』や『日本書紀』に書いてあるんですわ、ドクター。離れた所にある能褒野《のぼの》神社は、明治になってできたんですわ」

おそれ多くも、古代の日本で最大の英雄、日本武尊はわが病院の目と鼻の先でみまかったのだ。ほんの数十メートル先だ。

現代医療ならば、血漿交換をし、あるいは免疫抑制剤を使い、しばしば起こる電解質異常に気をつけながら、誤嚥防止を図り、呼吸不全には人工呼吸器を使って、きっと助けただろう。が、1700年の時空はいかんともしがたい。まさに日本武尊終焉の地に、神経難病専門の当院があるのも何かの因縁かもしれない……。

ジャンヌ・ダルクは神を見たか
――側頭葉てんかん

大天使ミカエルを見た乙女

突然、光を見、光に包まれ、次にこの上ない高揚感が訪れて、神の存在を実感したりして、天国を信じた人は宗教家になるのかもしれない。

イスラム教の教祖マホメット、初期のキリスト教の布教者である聖パウロは、いずれもこのような神秘体験がきっかけで宗教家になったのだろうと、ロシアの文豪ドストエフスキーは作品の中で書いている。

中世フランスでも、神の声を聞き、至福の心に包まれて救国の戦いに走り、後に聖女とされた少女がいた。だが彼女の謎めいた神秘体験は、実は脳神経内科的に読み解くことが可能なのだ。

1429年、「フランスを救え」という神の声を聞いたという、フランス北東部ドン・レミ村の羊飼いの乙女が、当時続いていたイギリスとの戦争に参加し、オルレアンで勝利した。ジャンヌ・ダルクである。しかし、結局イギリス軍に捕えられ、宗教裁判にかけられた時、次のように証言している。*1

「13歳の時、〝神の声〟が私の道を告げ、最初は非常に恐ろしかったのです。夏の真昼で、お父さんの庭でのことでした。（中略）〝声〟は右手の、教会の方から聞こえてきて、いつも光が伴っていました。光と〝声〟は同じ方からきます。非常に強い光です。（中略）3度目の時、これは天使の声だと分かったのです。（中略）さらに〝声〟は『フランスへ行け』、ある時は『オルレアンを救え』と言うのです」

そして、彼女は光の中に大天使ミカエルを見たと証言し、さらに〝神の使い〟がいる時はこの上ない高揚感があり、それが去る時には寂しさから泣いたと告白した。

後にドン・レミ村の人は、「ジャンヌは教会の鐘の音が好きで何度も鳴らしてもらい、それを聞くと、膝から崩れ落ちていた」と言っている。

囚われて、牢の中にいても彼女に〝声〟は訪れていた。

「昨日は3度も〝声〟がしました。朝の祈りの時、夕べの祈りの時、そして夜、アヴェマリアを唱える時にです」

これらの祈りの時には鐘が鳴らされていた。

結局、彼女は異端として火刑に処せられた。なお、それは神秘体験のせいではなく、当時、女性には禁忌とされていたズボンを穿いて男装していたことで、神の教えに従わない異端とされたのである。当時はキリスト教も原理主義の時代で、宗教的タブーは絶対であり、それは男女の服装にも及んでいた。

ドストエフスキーの恍惚発作

ロシアの文豪、フョードル・ミハイロヴィチ・ドストエフスキーは自らも神秘体験があり、それを文学作品の中に生かしている。

彼は、キリスト教の教えに基づく魂の救済を訴えて多くの小説を書いた。サンクトペテルブルグの貧民街での体験や、自らが処刑される寸前に減刑されたことなどが、その根底にあるとされているが、神の存在を信じたのは、恍惚発作と呼ばれる、極めて稀な医学的体験の影響もあったようだ。

ドストエフスキーは、1821年にモスクワの貧民救済病院に勤める医師の次男として生まれ、ペテルブルグの工兵士官学校を卒業して軍人となったが23歳で退役し、文筆で身を立てることにした。そしてデビュー作『貧しき人々』で大好評を得る。しかし、ビギナーズ・ラックは長くは続かず、そうこうしているうちに、関わっている空想的社会主義グループの反政府運動に連座し、死刑を宣告されてしまった。

処刑の順番を待ち、あと5分で銃殺というところで、皇帝ニコライ1世からの、彼を助命する恩赦が告げられ、シベリア流刑に減刑された。これは彼を懲らしめるために仕組まれた謀《はかりごと》であったという。28歳の時である。後にこの体験が深みのある心理描写につながり、作品に生かされていったのは想像に難くない。

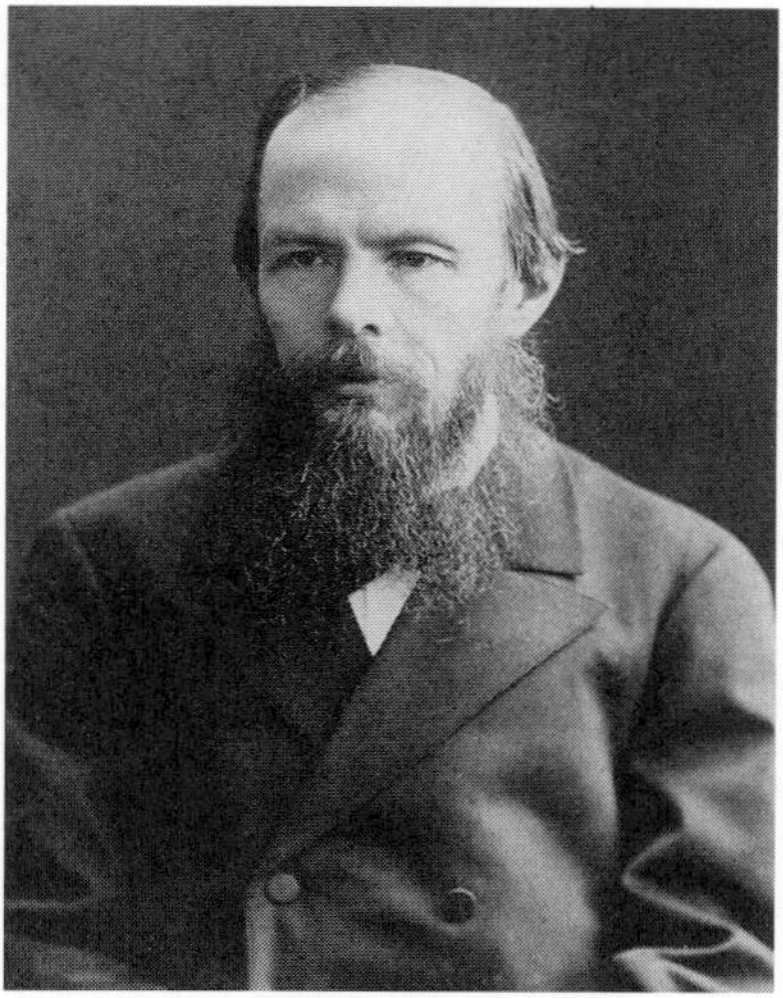

ドストエフスキー（1879年、写真：akg-images/アフロ）

流刑の刑期とその後の兵役を終えてペテルブルグに戻ってきたのは1859年で、すでに38歳になっていた。それから『悪霊』や『白痴』など、多くの小説を書いたのだが、一方でルーレット賭博にはまり込み、借金に追われて転居を繰り返し、外国にまで逃亡している。借金に苦しむ『罪と罰』の主人公、ラスコーリニコフは彼自身かもしれない。また、放浪癖があったという説もある。そして、『カラマーゾフの兄弟』を書き上げた翌年、喉からの大量の出血で60年の生涯を終えた。

神を感じて、けいれん

友人がシベリア流刑中のドストエフスキーのもとを訪れた際、議論の最中に突然、ドストエフスキーが「神は存在する、彼は存在する……」と叫んだ。ちょうどその時、近くの教会でイースター祭の鐘が鳴っていた。この時のことをドストエフスキーは「あたりの空気は輝いて精霊にあふれ、天国が地上に降りてきて私を包み込んだと感じた。本当に神を感じ、神は私の中に染み込んできたのだ。そうだ、神は存在する。私はそう叫び、あとは何も覚えていない」と語ったという。

1857年2月、シベリア流刑中のドストエフスキーは最初の結婚をしたが、新婚旅行の最中にけいれん発作を起こした。新婦は大変びっくりしたにちがいない。その頃、流刑囚を診ていた軍医のカルテには、次のように書かれている。*2

「1850年（29歳）に初めててんかんの発作に見舞われる。その症状は、叫び声、意識不明、手足・顔面のけいれん、口から出る泡、嗄れた息づかい……。発作時間15分、その後、発作は全般的に弱くなり、回復する。1853年再発。以後、毎月末に発病」

その後もこの発作はなくならず、最初の妻と死別したのち、口述筆記させていた秘書アンナ・スニートキナと1867年に再婚した。彼女は日記にドストエフスキーの発作のことを詳細に記録しており、それによるとほぼ月1回の頻度である。彼は夜型人間で、執筆などが終わって寝入る明け方に発作はよく起こっていた。

ドストエフスキーは代表作の一つ『白痴』で、ムイシキン公爵が発作を起こす描写で作家自らのエクスタシー体験を述べている。[*2]

「発作が起こる直前には、ある段階がある。ただし、発作が覚醒中に起こる場合にかぎるが……。この段階になると、憂愁と精神的暗黒、そして胸苦しさの真っ只中になって、いきなり脳が一瞬燃えるようになり、たちまち生命力の全てが異常に火を吹く。生きているという意識や感覚は、その瞬間に十倍にも増大し、それが稲妻のようにくり返す。（中略）そして、調和的な喜びと希望に満ちた、知性と神性に満ちた崇高な静寂に溶けていく」

側頭葉てんかん

時代が下って、20世紀後半になると、神を見てけいれんした人は医学的に精査されている。次のような症例報告がある。[*3]

61歳の女性が、睡眠中突然「神様を見た」と叫んだことが最初の症状だった。その後、日中にも同じような言葉を発し、その体験を次のように述べている。

「極楽世界に行ったような気持ちになった」
「うれしくて、うれしくて感謝の涙が吹き上げた」
「太陽の光のもとに万物が輝いていることを神様が教えてくださったと感じた」
脳波では、睡眠時に左側頭葉に焦点がある棘波《きょくは》（てんかんの特徴的脳波であるスパイク）が確認された。これは、この部分に異常な興奮を引き起こす神経細胞があるという、てんかんの脳波所見である。

てんかんは脳の神経細胞が突然興奮してしまう病気である。筋肉がピクンと動いたり、意識が一時的になくなったりする、比較的軽い症状のものもあるが、神経細胞の興奮が脳の広範な部分に波及すると、ドストエフスキーにも見られた全身性のけいれん発作となる。激しくけいれんして意識もなくなり、大発作とも呼ばれている。

発作の引き金となる神経細胞の機能によっては、特徴的な症状が現れ、それを前兆として大発作に発展していくこともある。大脳皮質にある、筋肉へ「動け」と指令を出す運動野の神経細胞が引き金となれば、手など、体の一部分のけいれんから始まり、全身に広がって大発作となる。ジャクソン発作と言われているタイプだ。

側頭葉に引き金があれば、側頭葉の役割に関わる症状が出てくる。側頭葉の下部はいわゆる大脳辺縁系の重要な部分であり、感情の動きや記憶などと深い関わりがある。

そこにある扁桃核という神経細胞集団はいろいろな情報から快・不快を判定し、それによって喜怒哀楽の感情が湧いてくる。扁桃とはアーモンドのことで、そのような形をしている。当然、この扁桃核は感覚系など脳のいろいろな部位と連絡している。だから、この部分の神経細胞の異常な興奮によってさまざまな幻覚（幻視や幻味）、感情や意識の変化、夢幻状態、自動運動などが起こってくるのだ。

側頭葉のてんかん発作は必ずしも意識を消失したり、けいれんを伴ったりするわけではない。何かが匂ってくる幻臭、声が聞こえてくる幻聴、そして意識や気分、記憶の変化などの症状が現れてくる。

今日では薬で発作を抑えられる

音や声を認識する聴覚中枢は側頭葉にあり、ある部分の病変で幻聴が起きるという。また幻聴をはじめとする幻覚の内容は、その人の精神的枠組みに沿ったものになりやすく、信仰心の篤い人では、神やその使いが出てきやすい。

ジャンヌ・ダルクもドストエフスキーも側頭葉てんかんと考えられる。敬虔なキリスト教徒であった少女、ジャンヌ・ダルクは教会の鐘の音で神秘体験をし、フランスへ行けという神の声を聞いた。同じように、いつも神を意識していたドストエフスキーも鐘の音で発作が始まり、ついで宗教的な内容の幻覚と高揚感が発現したのだ。

なお、ドストエフスキーが小説に書いた恍惚発作のヴィヴィッドな描写については、あるてんかん学の大家が、「文豪だから自分で創作したのだろう」と言ったこともあり、疑問視されていた。しかし、先に述べた症例のように、現代の医学で精査され記録されている恍惚発作の患者で、側頭葉に典型的なてんかんの脳波が認められており、今ではドストエフスキーは側頭葉てんかんの患者だったと考えられている。

てんかんは、原因不明なものもあるが、脳の血管障害や腫瘍などの小さな病変が引き金となって、神経細胞の異常興奮を起こすこともよくある。ドストエフスキーの頃とちがって、今日では様々な良い薬があって発作が抑えられ、きちんと気長に治療すれば治る人も少なくない。

しかし、けいれん発作がなければ心身ともに元気なので、中途半端に治療したり、薬を規則正しく飲まなかったりすると、突然、発作に襲われる。自動車運転中に発作を起こして何人も巻き添えにしたという大事故が時々報道されている。この病気の患者さんはしっかりと治療を続けていただきたい。

筆者の幻覚体験

筆者にも幻覚体験があるが、残念ながら恍惚体験ではない。大学受験を1週間後に控えた浪人時代のことだ。学園紛争で東大の入試中止などと厳しい受験状況で、もうこれ以上親に迷惑も掛けられず、後がない切羽詰まった気分の毎日であった。

その日は疲れ気味だったので、夕方にベッドの上でゴロンとして、もう詰め込めないほど詰め込んだので頭が一杯だと、ボーッとしながら考えるでもなく思っていた。

すると、突然、大きな声がして、「マサアキ！」と筆者の名前を呼ぶ。父のようでもありそれ以上に権威がある人のようでもあった。筆者は「ハイ！」と声を出して返事をして飛び起きた。見回しても部屋の中には誰もいなかった。ともあれ、追われるようにして、また方程式を解き始めたのだ。しかし恍惚感はわかず、神秘体験もなかった。

幻覚は統合失調症のような精神疾患や覚せい剤のような薬物の影響で起こるが、脳の病気でも起こる。視覚中枢がある後頭葉の障害では幻視、つまりそこにいないはずの人や存在しないものが見える現象がしばしば見られる。

脳腫瘍や血管障害でも起こり、狂牛病で知られるようになったクロイツフェルト・ヤコブ病では、最初に現れる症状であることもある。また、最近注目されているレビー小体型認知症という、パーキンソン病との関連が深い病気でも、幻視で発症する患者さんは少なくない。

側頭葉には様々な機能があるので、ここの病変での幻覚は多彩となる。聴覚中枢があるので幻聴が起こることがある。その他、嗅覚や味覚の幻覚、初めて目にしたものを以前にも見たと感じる既視感（デジャ・ブー）、逆に見慣れた景色を初めて見たと感じる未視感なども起こる。ゴムの焦げるような異臭を感じる幻臭は、側頭葉てんかんの前兆として、医学の世界では有名だ。

筆者は一度だけ幻聴を体験したが、50年近く経っても精神症状も中枢神経障害も起こっていない。もちろん、いわくありげな薬物には縁がない。入試合格で幾分かの高揚感を味わい、何年かしてから、強い緊張状態では正常者でも幻聴があることを精神科の教科書で読んで、病的ではなかったと胸をなでおろした。

＊1—Foote-Smith, E. et al.: Joan of Arc. Epilepsia 32: 810-815, 1991

＊2—Gastaut, H.: Fyodor Mikhailovitch Dostoevsky's Involuntary Contribution to the Symptomatology and Prognosis of Epilepsy. Epilepsia 19: 186-201, 1978

＊3—松井望ら：「精神医学」29: 857-864, 1987

第Ⅱ部 歴史を左右した、指導者の病

近世〜現代

ゲーテが書き残し、吉宗が患った病
——失語症

留学先で完全失語症状態に

アメリカでは、子どもでも誰でも英語を話している。自分もなんとかなるだろうと、たかを括ってろくに英会話の練習をせずに留学したのがいけなかった。

筆者は向こうでの生活を始めるやいなや、言葉のトラブルで落ち込んでしまった。舌や喉の動きは良く、日本語ではろれつもしっかりしているので、構音障害ではなく、言葉の理解と発語にトラブルのある失語症状態に陥ってしまったのだ。

人が話しかけてくる英語は単なる音でしかなく、自分で何かを話そうとしても、英文が口から出ない。

耳から入ってきた言葉が、意味のある言葉として認識できないのを感覚性失語、人の言っていることは理解できるが、思っていることが口に出せないのを運動性失語というが、筆者はその両方の状態、完全失語症みたいなものだった。

だから、当初の2、3ヶ月の間の意思疎通ができないもどかしさは並大抵ではなく、日本で診ていた失語症の患者さんの苛立ちを今さらながらに実感したものだった。

江戸時代中期、将軍職を退いたばかりの徳川吉宗も実は同じ病に苦しんだ。『徳川実紀』には死ぬまで次の将軍の後見を務めたとあるが、果たして事実はどうだったのだろうか？

『ウィルヘルム・マイステルの修業時代』に残る初期記録

失語症の患者さんの症状とイライラについては、今から220年前の18世紀の末にドイツの文豪ゲーテが書いた『ウィルヘルム・マイステルの修業時代』の中で、テレーゼが父のことを語っている。医学的記述があまりない時代で、これが失語症の初期記録と言われている。

「全然《まるで》思いも懸《か》けず父は卒中に罹《かか》りました。その結果右半身が不随となって、口がよく利けないようになって仕舞《しま》いました。どうしても心に思っている言葉が口へ出ないので、何をして貰いたいのか、ただ此方《こちら》で想像する外《ほか》ありませんでした。ですから、私《わたくし》とただ二人だけで居たいと云うような様子のあり〳〵と見えることも度々御座《ござ》いましたが、そう云う時の気の揉めることと云ったらありませんでした。誰も皆《みんな》あちらへ行《ゆ》けと烈《はげ》しい身振りで合図をしましょう。さて二人だけになって見ると、父はどうしても真当《まとも》面な言葉を口へ出されないんです。するともう焦燥《もどか》しがって、じり〳〵して来るんですが、それを見ている私の心は千断《ちぎ》られるように切のう御座いました」[*1]

ゲーテの母方の祖父にこのような症状があり、参考にしたのだという。今日の医学知識では、この症状は運動性失語と右の片マヒであり、言語中枢と右半身の運動中枢がある左の大脳に起こった血管障害が原因である。この組み合わせの障害はしばしばあり、レーニンや田中角栄元首相も患っている。昔からあったにちがいなく、日本では、ゲーテよりもさらに半世紀前にきちんと記録されている。

華やかに活躍した名君・徳川吉宗

テレビで松平健が扮する『暴れん坊将軍』のモデル、8代将軍徳川吉宗は、隠居して大御所となった後に失語症に苦しんだ。

徳川吉宗は貞享元（1684）年に紀州藩主徳川光貞の4男として生まれ、母のお由利の方は風呂当番の女性だったという。しかし、雑草のたくましさが遺伝したのか、高貴な母親から生まれた兄たちが次々と病気で亡くなったにもかかわらず、吉宗はすくすくと育ち、21歳で紀州徳川家の当主になった。

藩政改革に取り組んでいるうちに、思いがけなく32歳で第8代の征夷大将軍に推戴《すいたい》された。徳川家康の曽孫に当たり、一番血筋が近いのが理由だった。

『暴れん坊将軍』の型破りの活躍は、もちろんフィクションである。やんちゃで活動的ではあったが、若い頃から勉強家で法律や算術に熱心だった。合理的な考え方の人で、財政を立て直し、幕府政治をどんどんと改革し、後に享保の改革と言われる新機軸を打ち出した。

蘭学解禁で西洋の文物を導入し、大岡越前守など若手の官僚の抜擢と裁判制度の確立、いろは四十八組による江戸の火消し制度、庶民の声が直接将軍に届く目安箱、飢饉に備えたサツマ芋栽培の奨励などなど、ヴァイタリティとリーダーシップ一杯の将軍である。医学医療の面では、山本周五郎の小説『赤ひげ診療譚』の舞台でもある、無料治療施設・小石川養生所を設置した。

今日の日本ではセクハラのそしりを受けかねない言葉だが、曽祖父の家康と同様「英雄色を好む」を地で行き、女性関係も派手だったようだ。われこそは吉宗様若き日の御落胤《ごらくいん》と名乗る天一坊が現れ、一大事件にもなった。側室は6人以上もおり、前将軍家継の生母月光院との関係まで噂されている。

それぞれに生母がちがう息子3人が成人し、次男の宗武は才気に溢れ、周囲から次期将軍の呼び声が高かったが、吉宗は長幼の秩序を重んじて、障害者であった家重を世子とした。かつて、2代将軍秀忠と御台所が利発な次男忠長を寵愛したが、家康が長男の家光を世子に指名し、秀忠が亡くなった後に、忠長が謀反の疑いで切腹させられたことがあった。その故事再現の怖れがないではなかったのだ。

幕政改革は実を挙げ、吉宗はそれなりの達成感と感慨に浸れたであろう。目の黒いうちに次期将軍を指名し、次男と3男を10万石大名並の家格の田安家および一橋家とし、自らの還暦を迎えて、本丸から西の丸に退いた。徳川幕府の正史『徳川実紀』の『有徳院殿（吉宗）御実紀』の最後には、次のように記述されている。

「延享二（1745）年九月二十五日　この日より大御所と称し奉る。かかりし後も猶大政をうしろみ（後見）聞えさせたまふこと七年にして。寛延四（1751）年六月二十日御齢六十八歳。正殿に於て薨じたまふ」（カッコ内は筆者）

御言舌が通りかねる大御所様

事実は、大御所として障害のある将軍を後見するどころではなかった。引退の翌年、延享3（1746）年の11月12日に中風になった。

延享4（1747）年3月1日に御床揚《おとこあげ》御祝儀が行われ、その後時々鷹狩りなどでちょっとした外出をしたことが記録されている。しかし、国立公文書館の書庫の中から氏家幹人氏が発掘した『吉宗公御一代記』には闘病中の姿が、「御言舌御もとおり兼《かね》、御右の方御手足御かなわざるなり」と書かれている。*2

『吉宗公御一代記』は、『ウィルヘルム・マイステルの修業時代』よりも50年近くも前に、側近の小笠原石見守政登《いわみのかみまさなり》によって書かれた記録文書で、主君の言語障害については、かなり克明に記録されている。

発症から4ヶ月経ち、症状が落ち着き、床揚げも過ぎた延享4年3月、小笠原政登が吉宗の御前に召し出された。しきりになにかをおっしゃるのだが、御意が聞き取れない。考えた末にやっと大好きだった「御鷹野の儀にてござ候や」と聞くと、「そのことじゃ」と答えられた。このことから、吉宗は自分の意思を言葉にすることができないが、側近の問いかけを理解して、反応することができるので、典型的な運動性失語であったと診断できる。

吉宗の闘病とリハビリの日々

3年後の寛延3（1750）年2月15日、相変わらず言語不明瞭で小姓たちが意思確認に苦労しており、小笠原は「言葉出兼、ドモリ候ようなる」と書いている。運動性失語がある程度回復した患者に見られる、語間代《ごかんだい》という症状のようだ。単語の音節をいつまでも忙しく繰り返して発音するのだ。ロシア革命の立役者ウラジーミル・レーニンも失語症となり、革命を意味するリヴォリューションをリヴ・リヴ・リヴ・ヴォ・ヴォ・ヴォ・リュー……と口にしたという。

吉宗は意味のある言葉はだめだったが、簡単な言葉を発し、「そのことじゃ」で肯定、「そのことでもない」「いやいや」で否定、「しれたこと」「それさ、それさ」で同意、「どうして、どうして」で疑問、「さあさあ」で催促などの思し召しと、お側の者たちは忖度していた。

それにしても、頭脳明晰で闊達な名君だった吉宗のことだ、言葉を失ったことはこの上なくもどかしかったにちがいない。

大御所様の闘病とあって、幕府は手厚い介護態勢をとった。10人ほどの介護役の小姓がつき、歩く時は小姓が大御所の右側に寄り添い、左手で大御所の帯をつかみ、右手で吉宗のマヒした右手を持ちながら一緒に歩いた。食事では箸を口に運ぶ小姓が合わせて4人で給仕に当たった。小笠原たちは現代でいうところの他動的ストレッチ訓練で拘縮《こうしゆく》（曲がって固まった関節）を和らげ、また御殿を改造していわゆるバリアフリー化を試みたりして、大御所の療養に尽くしていた。

このように、暴れん坊将軍のイメージが強い江戸幕府中興の立役者、8代将軍吉宗の最晩年は、闘病とリハビリの日々であった。

最高権力者の病が招いた政治的混乱

一方で、9代将軍家重は、身だしなみを整えることを嫌がって髪は伸びてヒゲも剃らず、朝会に出席する以外には閉じこもり気味である。言語も不明瞭で、おそば取り次ぎの大岡忠光だけが理解できたという。現将軍と後見すべき大御所様が、ともに政務を執れない状況になっており、密かに政局が動いた。

吉宗が中風に倒れた翌年の延享4年8月1日、家重の弟の田安宗武は登城停止となった。そして、将軍や大御所、他の大名との交際も絶ってしまった。表向きは病気のためとなっているが、実情は懲戒であった。

『吉宗公御一代記』には、「公方様、思しめ相い叶わず、お叱りこれあり」と書かれている。公方様とは将軍のことで、ここでは家重である。宗武は、政務を執れずに当事者能力のない将軍に代わって、老中と有力大名、それに田安・一橋兄弟の合議制で幕政を司る案を口にし、それを耳にした家重が激怒したという。家重周囲の役人がなんとか収めて病気謹慎で済ませたのが実情だった。

幕府上層部は、口がきけなくても、存命中の吉宗を悲しませるような、田安家改易などを行わず、穏便に済ませたようだ。この件については大御所様の耳に入れるなと、西の丸の役人や小姓たちに指示された。

徳川吉宗という、幕府政治のキー・パーソンの突然の言語喪失による危うい政局について、公式記録の『徳川実紀』は何も触れていないが、幕府上層部に流布した事柄の聞き書きや、日本の情報を収集していたオランダ商館長の記録には残されている。一歩まちがえば、かつての家光・忠長の対立のように、謀反騒動に発展しかねない問題を孕んでいた。

幸い、もともと徳川幕府の官僚機構はそれなりに機能していた上に、吉宗が享保の改革の過程で登用した有能な役人たちがいて、政治を混乱させることなく難局を乗り越えた。やがて、彼らのうちの一人、田沼意次が頭角を現してくる。

田安宗武は3年後に許され、その7男は白川藩に養子に出されて松平定信となり、幕政を司り、寛政の改革を行うことになる。

20世紀の世界でも、最高権力者の失語症は歴史の流れに強い影響を与えている。レーニンは念願だったロシア革命後数年で、失語症と右片マヒを伴う一過性脳虚血発作を繰り返した後、本格的に言葉と体の動きを失ってしまった。すると、スターリンがレーニンを追い落とし、反対派を粛清して権力を握った。そして、ソビエト連邦は〝労働者の天国〟のスローガンとは裏腹の圧政国家になってしまった。

失語症と脳の機能

医学の世界で、運動性失語の症状についてのきちんとした認識は、1861年にフランスの医師ブローカが、ムッシュ・タンと呼ばれていた脳卒中の患者を診たことから始まる。他人の言葉は理解できるが、自分は言葉が発せず、何を聞かれても〝タン〟と答え、怒っている時でも〝タン・タン〟だった。

死後に解剖すると、左の前頭葉下部に脳梗塞が起こったことがわかり、ブローカはこの部位が、言葉を発する運動性言語中枢であることを突き止めた。これが、脳の特定の部位に、特有の機能が局在していることを見いだした最初の例でもある。運動性言語中枢のすぐ上に、手足など体の筋肉を動かす運動中枢が存在している。

耳から入った声を、単なる音と感じて言葉として理解できない感覚性失語については、1874年にポーランドのウェルニッケによって、同じく左の大脳半球表面のほぼ中央にある角回《かくかい》という部分の近くの障害であることが明らかにされた。

『吉宗公御一代記』は医学史的にも貴重な記録

『ウィルヘルム・マイステルの修業時代』の中の人物や徳川吉宗のように、失語症の患者さんの精神的負担は本当に大変なものにちがいない。アメリカ留学中の筆者も思考力はありながら喋れないので、非常につらく、そして落ち込んでしまった。第Ⅲ部に登場するフランスの詩人ボードレールは失語症になって「クレ・ノン（畜生）」とつぶやいていたというが、まさにその気分であった。

もし、読者の家族や周囲に失語症の方がいたならば、忍耐強く接してあげていただきたい。

言葉を口にする時は、一つ一つ意識して発音するのではなく、単語や文章の流れを重視するから、発音が不明瞭になりがちだ。また、回復過程では、似たような発音の別の言葉を口にする症状（錯語）や、マッチのことを「火を付けるもの」という具合に回りくどい言い方をすることもある。しかし、気長に聞いてあげていただきたい。

『吉宗公御一代記』はブローカやウェルニッケの研究より100年以上も前に書かれており、医学史的にも貴重な症状記録であるのはいうまでもない。

なぜ女性の方がおしゃべり上手か

女性は男性より言語機能が優れていることは疑いない。おしゃべりの能力は言うに及ばず、口論でもしかりだ。以前の女性外務大臣や、疑惑追及で鳴らしている野党の女性議員などを思い浮かべてみると、とても男性にはあれほどの、機関銃のような舌の回転はないし、パンチの効いた言葉も出てこない。

かといって、言語機能を司る左半球が、女性では大きいという事実もない。むしろ、女性の脳は男性よりは100グラムくらい軽くて、小さめなのだ。にもかかわらず、言葉だけではなく、いろいろな知的能力が並の男性よりはるかに優れている女性も珍しくない。

皇太子妃の雅子様は東京大学、ハーバード大学、オックスフォード大学で学んだ外交官だったし、ドイツのメルケル首相やイギリスのメイ首相など、女性の政治指導者も少なくない。ヒラリー・クリントン女史も、かつてはアメリカの国務長官として世界を動かしていた。そう、大事なのは脳の重さではなく、使い方なのだ。

実は、女性は左右の大脳半球の間の連絡が男性よりも良く、左右の脳を効率よく使っているらしい。

左右の半球を結んでいる組織を脳梁《のうりよう》というが、MRIで調べると、脳梁の膨らんでいる部分（膨大部）が女性は生まれながらに男性よりも大きい。ファンクショナルMRIという、脳の働いている部分が描き出せる検査をすると、女性の中には言葉を話す時に左右の半球ともに使っている人がいるのだそうだ。男性は左だけである。事実、画像では左半球の言語野が脳卒中で侵されているはずなのに、失語症が現れなかったり、あっても軽かったりする人が時に見られるが、女性に多いようだ。また、右脳は新しい事柄、たとえば第二言語などを学習する時に働いているという。

言語能力以外にも、男女の脳力のちがいはいろいろとある。女性はわずかな形のちがいを判断する知覚速度や加減乗除の四則演算が優れている。だから、小学校の優等生には女の子が多いし、大人になっても経済観念が優れている。しかし、方向音痴、つまり空間認識能力が弱い人も多い。

ともあれ、筆者も勤務先では看護師長さんたち、家では妻という具合に、左右の大脳半球をともに使って口撃する女性相手に、左脳だけの言語能力で対応しなければならない運命にある。それでも男性は論理的能力が優れているはずだと、ぼやいている今日この頃なのだ。

＊1―ゲーテ著、森田草平訳『ウイルヘルム・マイステルの修業時代：附・親和力　下巻』国民文庫刊行会、1926年　現代かなづかいに改変して引用

＊2―氏家幹人著『江戸人の老い』PHP研究所、2001年

南北戦争に影響を与えた頭痛
——片頭痛

開戦時にも終戦時にも頭が痛んだ

自由と民主主義はアメリカが高らかに掲げている謳い文句だが、その理想が目指す方向性についてはしばしば国論が分かれてきた。

ヴェトナム戦争やイラク・アフガニスタンへの対応を巡って、人々は鋭く対立した。公民権問題や移民問題なども、古くからアメリカでは世論が分裂してきた。

国論の分裂で内乱にまで発展したことがある。奴隷問題や、経済・外交問題などの対立で、60万人以上もの死者を出した南北戦争だ。

開戦にまつわるリンカーン大統領の葛藤は、彼に激しい頭痛をもたらした。そして、終戦時には北軍総司令官（後の大統領）のグラントが、南軍将兵への寛大な処置で人々を驚嘆させたが、その判断の陰にもやはり、頭痛があった。

リンカーンを襲った未曽有のクライシスと頭痛

１８６１年3月4日、アブラハム・リンカーンは52歳で、第16代アメリカ合衆国大統領に就任した。しかし、奴隷制度廃止論者である彼に対する南部諸州の反発は強く、首都ワシントンでは、リンカーン暗殺の噂が流れ、厳戒態勢が布《し》かれた。

前年12月に、急先鋒のサウス・カロライナ州が合衆国からの離脱を宣言し、続々とこれにならう州が増えてアメリカ連合（南軍）を結成し、最終的には11州が加わった。新大統領にとってはまさに頭が痛い状況だ。だから、就任演説では南部諸州に向かって、「必ずしも奴隷制を廃止するわけではない、我々は敵同士ではなく友である」と訴えた。

ところが3月5日、サウス・カロライナ州のチャールストン湾に浮かぶ、島の要塞フォート・サムターの司令官から連絡がきた。要塞に立てこもっている合衆国軍への物資補給が、南軍の軍艦によって断たれたというのだ。新政権スタート翌日に早くも未曽有のクライシスがやってきた。

ここで引いては、はなから弱虫大統領《チキン・プレジデント》になってしまう。だが、強く出ると戦争になる……。

7人の閣僚のうち5人が救援に反対であった。他にも、南軍側による圧迫や封鎖が各地から続々と報告されてきた。まさに頭が締め付けられるほど痛む事態だが、この時点ではリンカーンの身体的な頭痛の記録はない。

4月4日、フォート・サムターから、「食糧は4月15日までの分しかない」と連絡があった。また、サウス・カロライナ州は強硬論一色となり、分離独立で気勢をあげているとも伝えてきた。ホワイトハウスでの閣議は紛糾したが、リンカーン大統領はフォート・サムター救援の決定を下した。南部諸州のど真ん中にある要塞島への救援は、武力衝突必至であり、内戦開始となる可能性はこの上なく高い。決断せざるを得なかったリンカーン大統領の葛藤は極めて強かったにちがいない。

自室に戻った後、リンカーン大統領は難題にけりをつけてとりあえずの解放感に浸ろうとした瞬間、ズキンズキンと激しく脈打って割れるような頭痛に襲われた。今までの人生で経験したことのないほどの激しい片頭痛発作を起こし、その夜から次の日まで一日中、ベッドの上でのたうち回っていたと、リンカーン夫人は回想録に書いている。彼女自身も典型的な片頭痛持ちであった。

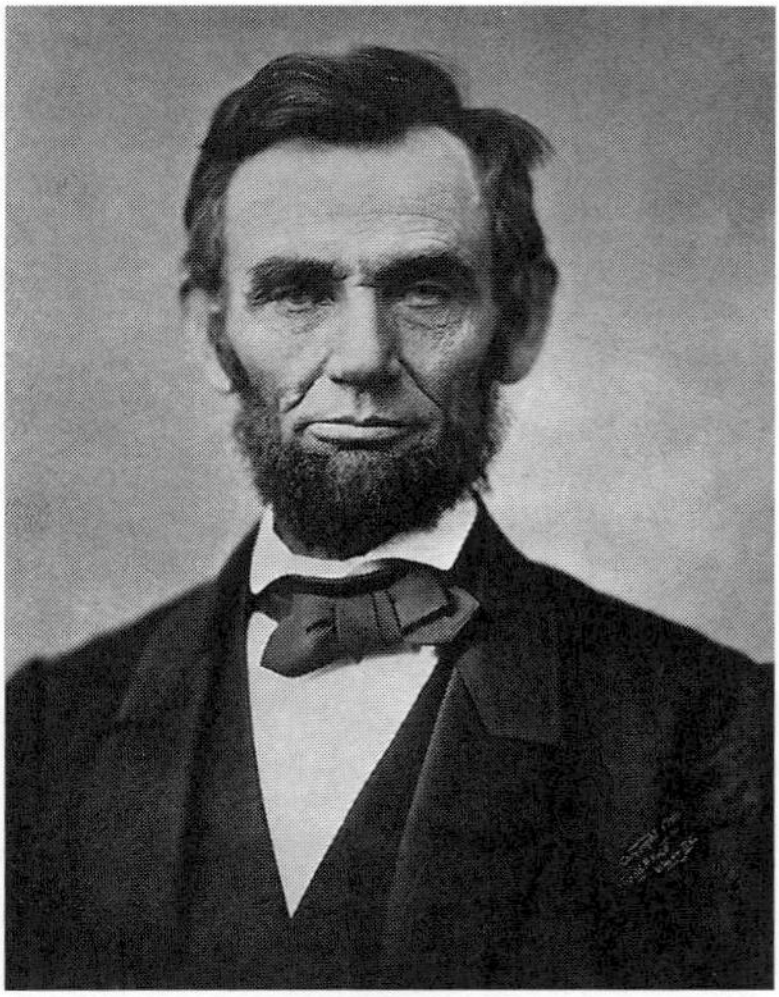

ゲティスバーグ演説数日前のアブラハム・リンカーン
（1863年11月8日、写真：GRANGER.COM/アフロ）

4月12日にリンカーンの命を受けた北軍の艦隊がフォート・サムターに近づくと、南軍の艦隊が妨害し、サムターを攻撃しはじめた。その報を受けて、15日、頭痛発作から回復していた大統領は動員令を下した。かくして南北戦争の幕が切って落とされた。

あの有名な演説後にも発作が

1865年春、南北戦争は開戦から4年経ち、激しい戦闘が繰り返されていた。南軍は司令官ロバート・リー将軍の指揮で、個々の戦闘では幾度となく勝利を収めたものの、結局は北軍の物量と大軍に圧倒されていた。

中でも、1863年7月のペンシルヴェニア州ゲティスバーグの戦いは激戦となり、双方に数多くの死傷者が出たが北軍が勝利し、以降、南軍は劣勢となった。その戦いの慰霊祭でリンカーン大統領が行ったのが、有名な「人民の、人民による、人民のための政治」の演説だ。演説後ワシントンへの帰途で、彼はまた片頭痛発作を起こしている。

1864年には、ジョージア州アトランタでの激戦があった。南軍側の焦土作戦と北軍の徹底的な攻勢で、町はまさに灰燼《かいじん》に帰した。

マーガレット・ミッチェルの長編小説『風と共に去りぬ』の舞台であり、ヴィヴィアン・リーとクラーク・ゲーブルが出演した映画では、紅蓮の炎に包まれるタラの屋敷など、破壊の凄まじさが描写されている。アトランタは鉄道の要所で、戦略拠点だったのだ。今でもアトランタ国際空港には内外の航空路が集中、日本の自動車会社も進出している南部の主要都市だ。

ワシントンに近いヴァージニア戦線の北軍司令官は、42歳の生粋の軍人ユリシーズ・グラントであった。リンカーン大統領に軍事的な能力と戦略眼を買われて、1864年3月に北軍総司令官に抜擢された。それから1年以上もの間、ヴァージニア州でリー将軍麾下《きか》の南軍と渡り合っていた。Butcher（虐殺者）と呼ばれることも意に介さず、自軍に相手以上の損害が次々と出ても、情け容赦なく猛牛のように徹底的に南軍を追い詰めた。

グラント将軍の美談の陰に頭痛あり

1865年4月2日には、南部諸州からなるアメリカ連合の首都リッチモンドをも陥落させ、いよいよ南北戦争の最終局面となった。

4月8日、グラントはワシントンの西南方、約250キロメートルのヴァージニア州アポマトックスに司令部を置き、南軍司令官のリー将軍に降伏条件を提示し、返事を待っていた。その日、グラントは個人的メモを次のようにしたためた[*1]。

「私は非常に強い頭痛に襲われていた……。夜通しマスタード入りのお湯で足浴し、手首と首の後ろにマスタードで湿布していた」

しかし、効果はないまま夜が明けた。そこにリー将軍の使者が「グラント将軍の示した条件について会談したい」と降伏の可能性を示唆する手紙を携えてきた。グラントのメモにはさらにこう書かれている。

「その将校がきた時、私はまだ頭痛に苛まれていた。しかし、手紙の中身を見た瞬間、頭痛は治ってしまった」

翌9日、両将軍は相まみえることになった。

「リー将軍の感情は、外からは全く窺えなかった。私は、昨日手紙をもらった時は嬉しかったのだが、今日の会見では悲しく、落ち込んだ気分であった。長年にわたって勇敢に渡り合い、人々に大きな災厄をもたらしてきた敵を下したのだから、喜びに満ちたものであるはずなのだが、私の心はそうではなかった」

北軍の司令官としてのグラントは、情け容赦のないButcherであり、常に〝無条件降伏〟を要求してきたので、敗軍の将リーは厳しい展開を覚悟していた。ところが、グラントは、「戦いは終わった。反乱軍はまた我々の国民に戻ってきたのだ」と言い、南軍の将兵の身柄を拘束したり捕虜にしたりはせず、小さな農場に帰還するはずの彼らの安全を保証するのみならず、食糧も供給するなどといった寛大な処置をしたのであった。

憎悪と復讐心に打ち勝った美談である。そして、グラントのこの決断の裏には、頭痛発作直後の精神的変容があった。

芥川龍之介も片頭痛持ちだった

南北戦争の二人の立役者の頭痛発作は、片頭痛だと考えられている。

片頭痛は文字通り頭の片側が発作的にズキンズキンと脈打つように痛む頭痛だが、両側が痛むこともある。血管が関係するので脈打つように痛むのだ。

典型的なケースでは、頭痛の前に前兆、先触れがあり、まずキラキラとした光で縁取りされたジグザグが見えたり、目がかすむ、変な臭いを感じる、稀に頭痛と反対側の手足が一時的にマヒすることとすらある。続いて、ズキンズキンと拍動性の強い痛みが頭の片側に起こり、それから持続性の痛みになっていく。芥川龍之介は短編小説『歯車』で、片頭痛発作の前兆のぎらぎら光りながら回る歯車を描写している。

脳の神経細胞が異常に興奮するためで、セロトニンという神経伝達物質がまず血管を収縮させ、次に拡張させてズキンズキンとした鋭い頭痛を起こすのだ。心身のストレスや生理などが誘因となるが、そのストレスがとれた時にもしばしば起こる。リンカーンは腹を決めて極限までの心理的重圧から解放された直後に片頭痛発作を起こしているし、激戦後のゲティスバーグで衝撃を受けた後にまた起こしている。

不肖、筆者にも些細な経験がある。医学部を卒業し、最初の学会報告をして自分の席に戻るやいなや、視野の左に火花が走って視力を失い、割れるような頭痛に襲われた。幸い、慢性化はしなかったが……。

なお、チョコレートや、赤ワイン、チーズなどが片頭痛発作をもたらすともいう。リンカーンやグラントの嗜好は知らないが、片頭痛持ちの知人が、これらはだめで人生の楽しみが失われていると、嘆いている。

グラント将軍は、からしで湿布したり、足を湯に浸したりしているが、西洋では昔から麦角《ばっかく》という生薬《しょうやく》が使われていた。ただし、副作用が多く、量をまちがえると手足の先が焼けるように痛む。現在では、神経の興奮を抑えて発作を抑制したり、血管が拡張しないようにしたりする薬を使って、十分な治療ができるようになっている。

また、片頭痛発作の直後は気分が変わりやすい。高揚することもあるが、二日酔いのようにヘロヘロになったり、落ち込んで沈み込んでしまったりすることも少なくない。猛将グラントが慈悲深くなったのは、リー将軍との会見が片頭痛発作直後だったからだという医学的見解がある。

脳自体は針を刺しても痛くない

筆者の専門である脳神経内科の外来診療では、頭痛の患者さんが多い。片頭痛はもちろん、脳炎や脳腫瘍、くも膜下出血のような脳自体の病気でも頭痛は起こるし、風邪や高血圧症、二日酔いなどでも起こる。

しかし、最も多いのは緊張型頭痛あるいは筋収縮性頭痛という頭痛だ。ジワーッとした頭痛で、軽症であれば頭が重いと感じる程度の人もいる。いつも帽子をかぶっている、鉢巻きをしている、押さえつけられているようだなどとも表現されている。中には、孫悟空の緊箍児《きんこじ》という金属の輪みたいに頭がキリキリと締め付けられるようだと言う人もいる。怪我、首の骨の変形、耳や鼻の炎症、眼精疲労などが原因で、あるいは頭が痛いような心配事で起こる頭痛でもある。

手足のようには動かせないが、頭にも筋肉がついている。頭は重くて4キログラムほどもあり、体にしっかりと固定するために膜状の筋肉や腱がついている。これらが収縮すると、頭を締め付けるような頭痛が起こるのだ。ストレスや疲れで肩こりが起こるが、同じようなことが頭の周囲の筋肉にも起こっているのかもしれない。筋肉の収縮を和らげる薬や、心のストレスに対して精神安定作用のある薬がよく効くが、心配事が解決すると頭痛が消えることもよくある。

面白いことに、脳の組織それ自体は痛みを感じない。脳外科の手術では、意識のあるままで脳に針を刺すこともあるが、その時に痛みは感じないのだ。脳腫瘍や脳炎などの脳の病気では、脳の外側を覆っている髄膜という組織が刺激されて痛みを感じる。くも膜下出血でも片頭痛でもそうだ。

髄膜への刺激は、口の中や頭皮の感覚と同じ三叉神経が脳に伝える。だから、アイスクリーム頭痛は、キンキンに冷えた強い感覚が、髄膜からの神経にも及んで起こるのだ。

しかし、頭痛を起こす大変な病気は山ほどある。ありふれた症状だが、医者としてはそれを見逃すと医療ミスとなる。一方で、脳の病気を心配している頭痛持ちの人に、神経学的な診察をきちんとし、CTやMRIなどで脳には異常がないと太鼓判を押すと、ケロリと頭痛がなくなることも稀ではない。

その後の歴史の流れ

南軍降伏直後の4月14日に、ワシントンで観劇中のリンカーンが狙撃され、翌日に死亡し、国民に動揺が走った。

グラント将軍は悲惨な内戦を終わらせた英雄として期待が集まり、1868年に第18代の大統領に選ばれた。しかし、有能な軍人は必ずしも有能な政治家ではなく、部下の汚職事件に悩まされるなど、大統領としての功績は必ずしも芳しくなかった。

1872年には、明治維新直後の日本から訪れた岩倉使節団と会見している。2期務めた後、1879年にアメリカ合衆国大統領経験者として初めて日本を訪れ、国賓として明治天皇と会見した。

あの日の彼の頭痛が、戦後アメリカの混乱を最小限にし、南北融和への道筋につながって大統領に押し上げ、近代日本の歴史にも足跡を残したことになる。

＊1―Grant's migraine. Headache 41:925-926, 2001

ワイマールの光からナチスの闇へ
――認知症

77歳で大統領になったヒンデンブルク

第一次世界大戦後のドイツは敗戦直後の政治・経済の大混乱はあったものの、1920年代中頃からは社会が安定し、空前の好景気を謳歌していた。

ドイツ帝国の後にできたドイツ共和国、いわゆるワイマール共和国は、後の日本国憲法が手本としたような、国民主権と自由と人権、国内外の平和に奉仕することを謳い上げていた。

しかし10年後にはナチス政権に替わり、世界は第二次世界大戦の惨禍へと向かっていった。平和な国がなぜ急激な変貌を遂げたのか？　そこには、知的能力が衰えたワイマール共和国のヒンデンブルク大統領を手玉に取った、特殊詐欺や居直りのような謀略があった。

パウル・フォン・ベネッケンドルフ・ウント・フォン・ヒンデンブルクは1847年にユンカーの家に生まれた。ユンカーとは、中世にドイツ東部を武装開拓した騎士の子孫である地主貴族のことで、彼らの子弟から軍人や官僚が多く出て、ドイツ社会では大きな存在であった。

ヒンデンブルクも11歳で士官学校に入り、長身で端整な容姿と機転の良さから、プロイセンの王妃様のお気に入りであったという。

　その後、順調にドイツ帝国の軍人として出世し、1911年、64歳で大将の階級で退役して引退生活に入ったが、1914年7月末に第一次世界大戦が始まり、8月26日には現役復帰した。現役復帰と同時に、ヒンデンブルクはタンネンベルク（現ポーランド、ステンバルク）で20万人のロシア軍を包囲殲滅し、一躍英雄になった。その後、軍人トップの参謀総長まで登り詰めたが、1918年11月にドイツは降伏し、ヒンデンブルクは再び引退生活に戻った。

　ところが、ドイツ共和国初代大統領のエーベルトが在職中に急死したのを受けて、第一次世界大戦の英雄で押し出しも立派な偉丈夫のヒンデンブルクが担ぎ出され、当選した。すでに77歳で、放っておいてくれというのが本音だったという。*1

　1920年代後半のドイツは、穏健右派のシュトレーゼマン外相による平和外交で国際的地位も改善し、アメリカの協力によって経済再建も進み、好景気でバブル状態になっていた。マレーネ・ディートリッヒ主演の映画『嘆きの天使』やライザ・ミネリ主演の映画『キャバレー』のように世相は爛熟していた。後に、黄金の20年代と呼ばれる良き時代であり、過激な主張をする国家社会主義労働者党（ナチス）は取るに足らないマイナーな存在であった。

　1929年10月、政権の要であったシュトレーゼマンが急死し、さらにニューヨークのウォール街で株価が急落し、黄金の20年代の終わりが迫ってきた。ヒンデンブルク大統領の周囲は、副官で息子であるオスカー・フォン・ヒンデンブルク大佐、マイスナー官房長官、それに国防省高官のシュライヒャー中将の３人が固めて補佐していた。

大統領はよく食い、飲み、眠り、政治的判断は取り巻き３人衆に「君はどう思う」と問いかけて、その答えが大統領の意向となり、国の方針が決定されていたという。

虚ろな空洞の大統領

１９３２年には大統領の任期切れになるので、次の選挙が迫ってきた。ヒンデンブルク個人としてはここで引退したいところだが、そうはいかなかった。この頃の彼は重要な会議でも、議論に意識を集中できず、しばしば居眠りをしていた。

ある時、トローンとした表情で車を降りた大統領の頭に、若い将校が軍帽をかぶせると、いきなりバネ仕掛けの機械人形のようにキビキビとした動作になり、目を輝かせて閲兵を始めたという。*1 また、意識を失う発作も起こしている。この時期にヒンデンブルクに接した日本の外交官加瀬俊一（後、初代国連大使）は、威風堂々たる貫禄は聞きしに勝るものであったが、心なしか、空洞の巨木の印象を受けたと回想している。*2

側近３人組は、ヒンデンブルクは知的に維持されている部分があることから、２期目も大統領の職務を遂行可能と判断したようだ。なかんずくシュライヒャー中将は、ヒンデンブルクを自分の意のままにコントロールできると思っていた。

また、経済が不況になって以来急速に勢力を強めてきたナチスからは、アドルフ・ヒトラーが出馬するのは確実で、対抗できるのはカリスマ性のあるヒンデンブルク以外にはいなかった。彼自身も、自己主張の強いヒトラーに悪印象を持っており、〝ボヘミアの伍長〟には政権を渡さないと、出馬を決意した。ヒトラーはボヘミア近くのオーストリア北部出身で、第一次世界大戦中は伍長の位の下士官だったので、元帥のヒンデンブルクは〝ボヘミアの伍長〟とあだ名で呼んで軽く見ていた。

しかし、1回目の大統領選挙は接戦であり、2回目の決選投票でやっとヒトラーを破り、ヒンデンブルクは2期目の大統領職に就いた。翌日には、首相など政権幹部の意見にしたがって、突撃隊や親衛隊などのナチスの軍事組織を禁止した。この時期、ナチスは共産党などを相手に街頭で武装闘争を繰り返していて、武装集団を組織していた。当然、ナチスは禁止令に反発する。

老人を意のままに操ろうとする側近たち

その頃のドイツは、政党が乱立して政局が混乱し、首相などの政府の要人が猫の目のように次々と替わっていた。

ヒンデンブルクは元軍人のパーペンを首相に任命した。それまでの首相は理詰めで、ヒンデンブルクは苦手であったので、もみ手ですり寄ってきたパーペンが好ましく思えたのだ。あたかも、認知症老人に取り入る詐欺師のようである。

これは誰もがびっくりするような人事であり、イギリス大使は自分が〝不思議の国のアリス〟になったような気分だと口にした。

パーペンは早速ヒトラーにも色目を使い、前の内閣が出した突撃隊と親衛隊禁止令を撤回してしまった。危険を感じたプロイセン州の首相がヒンデンブルクに直訴しようとした。しかし、ヒンデンブルクがあまりに老いぼれて見えたので、禁止令撤回に対する怒りが同情心に押しつぶされてしまったという。良心のかけらもない輩によって邪悪な道に導かれてゆく大統領に対し、プロイセン州の首相にはなす術がなかった。

ナチスはパーペンと手を組まず、政局は混乱してパーペンは辞任した。ヒンデンブルクの取り巻きの一人シュライヒャーが首相になり、ナチスの分断工作を図った。*3 パーペンはふたたびヒトラーに接近し、大統領の息子のオスカー大佐と官房長官のマイスナーも巻き込んだ。

甘言と脅迫の末に、ナチスと彼らとの間になんらかの密約ができたようだ、オスカーたちの態度が一変して親ナチス的になっている。後のナチス政権時代になって、オスカーは陸軍少将に昇進し、領地も増えているし、マイスナーは1945年の敗戦まで官房長官のポストにとどまり続けた。こうして、ヒンデンブルクのヒトラーに対する抵抗の意思はパーペンに押さえ込まれていった。

ヒトラーへの全権委任法、可決

1933年1月30日、とうとうヒトラーは首相に任命され、パーペンは副首相になった。その夜、ヒトラーの首相就任を祝うナチス突撃隊の行進を、首相官邸の窓から眺めたヒンデンブルクは次のように言った[*1]。

「ルーデンドルフ（かつての部下。参謀次長だった将軍）よ、君の部下はなんと見事な行進をするではないか、それにまたなんというたくさんの捕虜だろう」

大統領の頭の中では、現実と15年前の第一次世界大戦時とが入り交じっていたのだ。

しかし、これで終わりではなかった。さらに地獄への道は続く。

2月27日夜、国会議事堂で火災が起き、これは共産党員による叛乱計画だとして、ヒトラーは弾圧にかかり、翌日、国民と国家保護のための大統領緊急令が出された。その内容は、市民の個人的自由を奪うものであり、渋るヒンデンブルクに官房長官のマイスナーは、閣下の嫌いな共産党を活動させないためだと、署名を促した。それ以降、ナチス政権は好き勝手に反対者

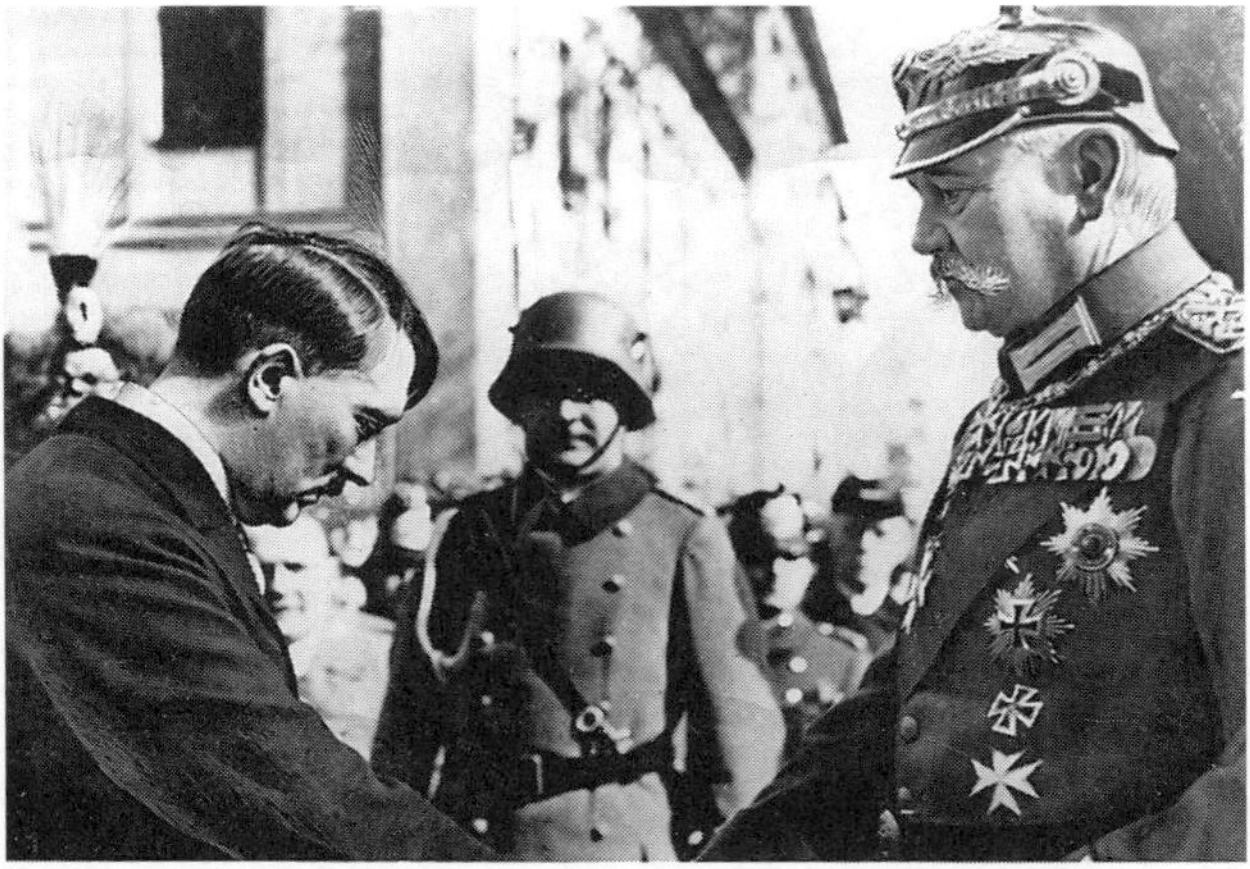
ヒトラー（左）と握手するヒンデンブルク大統領（右）。ドイツ・ポツダムのギャリソン教会前で（1933年3月21日、写真：DPA/共同通信イメージズ）

を逮捕して裁くようになった。もちろん、国会議事堂の放火はナチスの謀略である。

3月21日、ベルリン郊外のポツダムの教会で国会の開会式が行われた。フレデリック大王以来のプロイセンの聖地であり、退位したカイゼル（皇帝）の皇子や馴染みの旧軍人がきらびやかな軍装で並び、国防軍やナチスの軍服で溢れかえっていた。一方で、ヒトラーはいつもの制服ではなく、モーニング姿で恭しく控えており、感激したヒンデンブルクは涙を流した。

そして翌日の議会では、老齢の大統領を無用な仕事から解放するための全権委任法が提出された。ヒトラーは大統領や国会の承認なしに政策を行えると定めるもので、圧倒的多数で可決された。この時までに、ナチスに都合の悪い議員は逮捕されるなり逃亡するなりしていて議場にはいなかった。

平和の国がわずか2年でナチス体制へ

すでに、ヒンデンブルクは知的能力の低下が明らかで、義務感も低下しており、国防軍のナチ化やジュネーブの国際連盟からの脱退などの重要なポイントでは、準備された書類に言われるがままに署名していた。その頃にささやかれていたアネクドート（小噺）は、「大統領はマイスナー官房長官の差し出す書類にすぐにサインをする、置いていったサンドイッチの包み紙にもサインをする」というものだった。

彼の記憶は徐々にあやふやになり、仕事のことを話している相手に、しばしば、若かりし頃の自分が従軍した普仏戦争当時の楽しかった日々のことを語り出し、話を横道へとそらしていた。そして、60年も前の普仏戦争当時の部下の名前は思い出せても、タンネンベルクの戦いの時の部下を思い出せなくなっていた。

認知症の記憶障害では、まず新しい出来事が覚えられなくなり、過去のことは比較的スムースに思い出せる傾向がある。進行すると、その過去の記憶も、年代の浅い方から忘れていき、はるか遠い過去のことだけがよみがえるようになっていく。タンネンベルクの戦いは20年ほど前であり、普仏戦争は60年も昔であった。

1934年初夏、ヒンデンブルクは前立腺肥大の症状が悪化したが、衰弱も激しく、手術は無理ということで、東プロイセンのノイデック（現ポーランド、オグロジエニエツ）の領地に戻って療養生活となった。

6月30日、〝長いナイフの夜〟事件が起こる。ドイツの各地で、ヒトラーの政敵、それに知りすぎた者が暗殺された。ナチスに反対した大統領側近で、首相にもなったシュライヒャー将軍も新婚の妻とともに殺された。

8月2日、ヒンデンブルク大統領逝去。87歳。

このように、1932年から34年にかけてのわずかの間に、民主主義と平和外交のワイマール共和国は予測不能なダッチ・ロール状態に陥り、ナチス体制へとハード・ランディングしてしまった。外国の大使でなくても、心ある同時代の人たちは〝不思議の国のアリス〟になった思いをしていたにちがいない。

認知症のさまざまな原因

ヒンデンブルクが認知症であったのはほぼまちがいない。認知症とは、記憶や見当識（時間や場所、人物の認識などの基本的認知能力）、判断能力、物事の遂行能力など、高い次元の脳の機能が低下してきて日常生活などに支障が起こる状態である。いわば、脳不全。子どもの頃からの知的障害とちがって、一度発達した脳の機能が低下したものとされている。

いろいろな原因があり、アルツハイマー病や、パーキンソン病関連のレビー小体型認知症のように、徐々に脳の細胞に変化が起こったり死んでいったりする変性のプロセスで起こるものや、脳の血流障害による脳血管性認知症がよく見られるタイプだ。

また、薬物中毒や低血糖、睡眠不足と時差ぼけ、アルコール依存症などの、日常生活に潜んでいる原因もあり、これらは診断がつけば治療可能なことも多い。ヒンデンブルクは、徐々に認知症が進んでいったようだからアルツハイマー病が考えられるが、意識喪失発作が何回も起こったりしていて、脳の血流不全による脳血管性認知症の可能性もある。

なぜ「痴呆」と言わなくなったか

以前は認知症のことを痴呆と言っていた。そして、長らく、この痴呆は、マヒや運動失調などと同様の由緒正しい医学用語のように思われていたが、実はちがっていた。また、耄碌《もうろく》という言葉もあった。知的機能が低下した高齢者をそう呼んでいたが、いつの間にか痴呆に置き換わり、医学や法律用語にもなっていった。

痴呆という言葉は中国の清の時代、1694年に書かれた『福恵全書』、日本では徳川吉宗の時代の1718年に出た『唐話纂要』で使われたのが古い記録のようだ。大正時代に寺田寅彦も使っていたが、いずれも馬鹿、阿呆、たわけの意味で、きちんとした言葉ではない。

昭和38（1963）年制定の老人福祉法には精神上著しい障害という表現はあるが、痴呆の文字は見当たらない。昭和55（1980）年の公衆衛生審議会での『老人精神病棟に関する意見について』で公式には初めて出てきており、実のところ、医学用語としては比較的新しいようだ。

ともあれ、長い人生を生き抜いた後に、不幸にして記憶や認知能力が低下した人を、馬鹿・阿呆と同じニュアンスの言葉で呼ぶのは適当ではない。それで平成16（2004）年より認知症と呼ぶようになり、社会的にも医学的にも定着してきた。英語でもDementia（痴呆）からNeurocognitive Disorder（神経性認知障害）に変わろうとしている。


1930年代初頭のドイツでは、振り込め詐欺師が高齢者のわが子を思う気持ちにつけいるように、共産主義革命への恐怖をてこに、高齢で認知症の大統領を脅したりなだめたりしてやがて権力を奪い取り、ドイツのみならず全世界の歴史の流れを悲惨なものにしてしまった。その後の世界でも、認知症らしい大統領や首相、書記長が現れ、国内外の社会に大きな影響を与えた。

国や世界の行く末に責任あるリーダーは、きちんとした判断力が備わった、明晰な頭脳の持ち主であってほしいものだ。

＊1―ウィーラー・ベネット著、木原健男訳『ヒンデンブルクからヒトラーへ』東邦出版、1970年
＊2―加瀬俊一著『ワイマールの落日』光人社NF文庫、1998年
＊3―林健太郎著『ワイマル共和国』中公新書、1963年

居眠りが招いた悲劇の敗戦
――脳腫瘍

イギリス海軍トップはなぜ判断を誤ったか

第二次世界大戦中、イギリス海軍は主に大西洋で戦い続けた。地球の裏側では日米の空母機動部隊のぶつかり合いだったが、英独の海軍は軍艦同士が砲撃戦を繰り返す、いわば古典的な海戦を行っていた。

そして、ドイツ海軍潜水艦（Uボート）の執拗な攻撃から、輸送船団を守る大西洋の戦いもあった。これらを戦い抜き、大英帝国海軍の伝統にさらに栄光を加えた。

が、必ずしもイギリス海軍がいつも勝っていたのではない。中には海軍トップの脳の機能不全による判断ミスもあった。

ダドリー・パウンドは1939年9月の第二次世界大戦開戦時、イギリス海軍トップである第一海軍卿で62歳だった。現在の日本なら海上幕僚長に相当するポジションだ。

非常時の軍人トップだから、沈着冷静な知将か、勇猛果敢な猛将かと想像したくなるのだが、実は居眠り居士で、会議でいつもうつらうつらしていた。だが、いかにも軍人らしい引き締まった体をしており、第III部で紹介するような、メタボ体型に多いピックウィック症候群ではない。

1940年に入って早々には、パウンド元帥の会議での居眠りが目立ってきて、同席者は彼の知的能力低下にも気づき、「年取ったオウムが止まり木にしがみついているようだ」とも書き残されている。

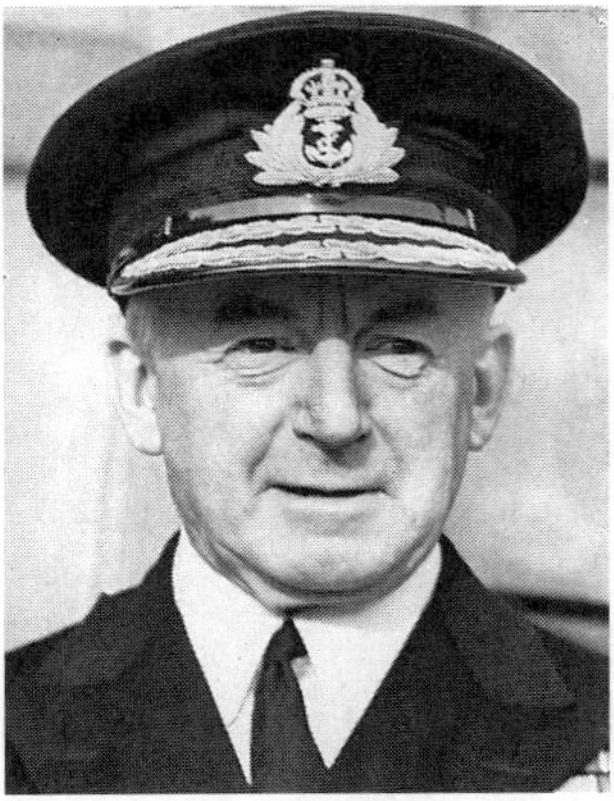
ダドリー・パウンド（写真：Newscom/アフロ）

アランブルーク陸軍元帥の日記の記述では「最高参謀会議では、議長の第一海軍卿が欠席の方が議事はスムースに進む。（中略）彼をどうするかが、今や大英帝国にとっての最大の戦争だ。彼は会議の75％は眠っている」。それでも、ピラミッド型の軍人社会なので、誰も最高位の軍人ネコの首に鈴をつけようとはしなかった。

ウィンストン・チャーチル首相は夜型で、昼前に起きて深夜の2時か3時まで働いていた。そして、自分の1日の終わり、まさに草木も眠る丑三つ時に、海軍本部に泊まり込んでいるパウンド元帥に電話をかけ、情勢判断や戦略を協議し、指示を出していた。

チャーチルは人並み以上のヴァイタリティの持ち主であったし、すぐに熟睡できる特性があった。が、パウンド元帥は慢性的な寝不足となってしまっていた。しかし、寝不足のせいだけではない。海軍情報部長は述べている、[*1]「元帥はいつもうとうとしており、報告を掌握し、艦隊の行動を的確に判断しているとはとても思えなかった」と。

信じがたい命令を受けた輸送船団の悲劇

1941年5月のドイツ戦艦ビスマルクの追撃戦は、海戦史を飾る熾烈な戦艦同士のバトルだ。

この時、パウンド元帥はしばしば不適切な指示を出した。ドイツの戦艦と直接対峙している艦隊司令官のトーヴェィ大将は、「砲弾が飛んでこない後ろの席から、あれやこれやと言ってくる」と激怒した。すると、元帥は自分に従わない大将に、「お前の指揮下の艦隊から参謀を召還して、命令不服従の罪で軍法会議にかける」という電報を送りつけた。激怒の極みに達した大将が、なんなら辞めてやるとやり返した。海軍のトップ同士が感情をむき出しにして喧嘩した。

チャーチルは、お気に入りのパウンド元帥が、部下で現場指揮官のトーヴェィ大将を叱咤激励しただけと解釈したが、結局は戦場の事態を全て掌握している大将に指揮を続行させざるを得なかった。トーヴェイ大将指揮下のイギリス艦隊はビスマルクを捕捉し、凄まじい砲撃戦の末に撃沈した。

この時期は、ドイツと戦うソビエト連邦軍を支援するため、米英の連合軍は兵器や軍需物資を載せた輸送船団を北大西洋と北極海を経て、ソ連領コラ半島のアルハンゲリスク港に送っていた。ノルウェーのフィヨルドに潜むドイツ海軍艦艇とUボート、航空機が待ち構えている危険な航路だ。なかんずく、戦艦ティルピッツが脅威だった。

1942年6月27日、アイスランドを出航したコードネームPQ17の輸送船団は、援助物資を満載した33隻の輸送船からなっていた。もちろん、護衛艦が随伴し、加えて巡洋艦や戦艦が付近を間接護衛していた。ここでドイツ艦隊が出てきたら、これを撃滅する作戦でもあり、チャーチルは、「ティルピッツを叩き潰すのだ」と息巻いていた。が、パウンド元帥は、ドイツ艦隊による攻撃で船団が一挙に粉砕されるのではと極端に怖れ、居ても立ってもいられなくなっていた。

7月4日、ドイツの爆撃機と潜水艦による襲撃が始まり、3隻の輸送船が沈められた。パウンド元帥は作戦情報センターで、「分散していたドイツ艦隊が合流した」との情報に衝撃を受け、憔悴した。Uボート追跡ルームに現れて海図に見入り、椅子に座って目を閉じた。「また御大の居眠りか」と、その場の将校たちはニヤリとした。が、この日は居眠りではなかった。もっと悪い瞑想だった。目を開け、パウンド元帥は指令を発した。

ドイツ艦隊が襲撃してくる怖れがあるので、「PQ17は、護送船団を解散し、各船が散開して目的地に向かう」「護衛の艦隊はスコットランド沖の泊地に戻る」というものであった。その場の誰もが驚いた、思いもよらない命令だった。狼の群れの中に裸の子羊をバラバラにして放り込むようなもので、小学生でも打たない一手だ。周囲の幕僚はみな反対し、まだ間に合うからと翻意を促したが、元帥は自説を曲げずに「命令を出したのだ、取り消しはできない……」とつぶやいていた。[*1]

果たして、護衛を失って散り散りになった輸送船は、絶え間ないドイツ軍機とUボートの攻撃で各個撃破された。PQ17の輸送船は積荷の武器まで使って戦ったが、結局33隻中23隻が膨大な量の兵器と物資とともに沈められ、ソビエト連邦と米英の協調にも亀裂が入った。

7月28日、この件の検討会の席上、パウンド元帥は、あの決定以外にはありえなかったと強弁した。ソ連大使から投げつけられた皮肉に対して「明日、わしの代わりにあんたが第一海軍卿になればいい」と激怒した。

的確な判断力も、外交上必要な抑制心もなくしていたのだ。

パウンド海軍卿はおそらく脳腫瘍だった

ＰＱ17船団の悲劇から1年後の１９４３年夏、彼は右の手足が動かしにくくなり、片マヒが明らかになった。診察したドクターに近々行われるアメリカでの米英首脳会談には出ないようにと言われて、また激怒し、出席に固執した。

最初の訪問先、カナダのケベックではバランスを崩して谷に落ちかけ、部下に文字通り命を助けられているし、歩けないので同僚とはともに行動できなくなっていた。首脳会談では、元帥はいつもの居眠りの上に、アメリカのルーズヴェルト大統領からの質問にもまともに答えられず、ついにチャーチル首相も第一海軍卿の更迭を決断した。

パウンドは、手足の症状悪化を理由に辞任し、帰国後、脳神経内科医の診察を受けた。慢性経過の過眠症と注意力低下、進行性の右片マヒ、発語障害、それに両側の視神経乳頭浮腫であった。そして1ヶ月後の10月21日に亡くなった。１３８年前にイギリス海軍が勝利を収めたトラファルガー海戦の記念日であった。

脳の病理学的検査や、ＭＲＩやＣＴなどがない時代だったので、画像診断もされていないが、臨床症状や経過から脳腫瘍であったと思われる。

視神経乳頭浮腫というのは、大きな腫瘍や出血、脳のむくみ（浮腫）などで頭蓋骨の内部（頭蓋腔）の圧力が高くなると、視神経が押し出されて飛び出してくる症状だ。網膜の視神経の中心部はやや盛り上がっているので、ここを視神経乳頭という。画像診断ができない時代には、脳の中の状態を知る重要な手掛かりであった。なお、彼の前任の第一海軍卿も脳腫瘍で辞任している。

ガーシュインが死の直前に訴えた異臭

この時代、他にも著名な人物が脳腫瘍で命を落としていた。

ジョージ・ガーシュインはロシア系移民の3代目として1898年にニューヨークで生まれた。若くして音楽の才能が花開き、次々とポピュラー・ミュージックを作曲し、1924年には『ラプソディ・イン・ブルー』を世に出した。アメリカの代表的な曲と称されるもので、数々の映画やフィギュア・スケートのプログラム、CMソングなどに使われている。

1928年にはもう一つの代表曲で軽快な『パリのアメリカ人』も生み出している。才能に恵まれたハンサムで、スポーツに女性にと、人生を楽しんだ青年であり、1936年には映画音楽作曲のためにカリフォルニアのハリウッドに移った。

1937年になると、ガーシュインは気分が落ち込んできて不調を訴える。医師は、華やかではあるが目まぐるしく物事が動くこの街に対応できない〝ハリウッド病〟で、一過性のものだと診断した。

2月、ロサンゼルス・フィルハーモニー管弦楽団で自らのピアノ協奏曲を指揮していた最中に、10〜20秒間ほど意識を失った。数小節の指揮をすっ飛ばしていたが、そのままタクトを振り続けた。この時、彼はゴムが焦げるような嫌な臭いを感じたと口にしている。それ以降、小さな意識消失と異臭の発作を繰り返すようになった。

6月、かつての精悍さはなくなり、朝の頭痛に悩まされる無気力な男に変わっていた。ナイフやフォークを落とすようになり、ピアノも弾けぬようになった。ある夜、パーティの帰りに、ガーシュインは道端に座り込み、「頭が割れるように痛い、いつもゴムが焦げる臭いがして、気が狂いそうだ」と訴えた。

7月9日、ナースに介助されてバスルームに行く途中、崩れ落ちた。すぐに病院に運ばれたが、昏睡状態であり、左の片マヒと、視神経乳頭の著しい突出が見られた。

脳腫瘍が強く疑われ、他ならぬガーシュインの病気は政府を動かした。海軍の駆逐艦が

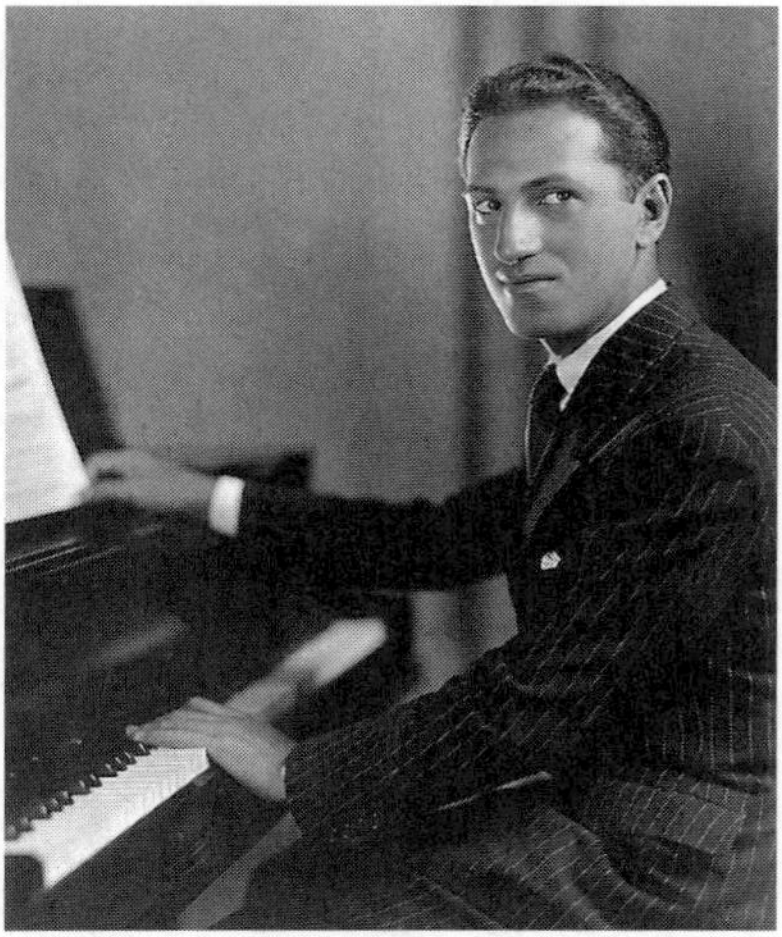

ジョージ・ガーシュイン（写真：Universal Images Group/アフロ）

カリブ海まで出向き、クルーズ中だった脳外科の第一人者、ダンディ教授を迎えに行ったのだ。だが、教授を乗せた飛行機が飛び立つ直前に、ロサンゼルスの脳外科医が「到着まで待てない、教授が考案したばかりの最新の気脳写検査（脳の画像検査。現在は行われない）で、右の大脳半球の大きな腫瘍を確認し、すぐに手術を行う」と告げてきた。*1

7月10日、手術は長時間にわたり、右の側頭葉の腫瘍を確認し、部分的に切除された。しかし、彼は昏睡状態から覚めることなく、翌朝に亡くなった。

ラジオ・ニュースは「100年以上も書き続けられる曲が僕の頭の中にあると言っていた人が、本日ハリウッドで突然亡くなった」と訃報を伝えた。

手術で切除された脳腫瘍の病理標本で、悪性の脳腫瘍であるグリオブラストーマ（膠芽腫《こうがしゅ》）と診断された。

悪性脳腫瘍は今日でも治療が困難

腫瘍は細胞が勝手に増殖して塊になって大きくなる病気である。そのうち、増殖のスピードが速かったり、周囲の組織に広がっていったり（浸潤）、遠くの臓器に転移していくのがガンや肉腫と呼ばれる悪性腫瘍である。皮膚にできるイボなどのように浸潤や転移しないものは良性腫瘍という。大腸のポリープのように、大方は良性なのだが、ガン細胞が混じっているものもあるので、顕微鏡でポリープを病理学的に診断して、悪性かどうかを判定する。

脳腫瘍にも悪性腫瘍と良性腫瘍があり、ガーシュインのグリオブラストーマは今日でも治療が困難な悪性脳腫瘍である。ほとんどの脳腫瘍は神経細胞が腫瘍化するのではなく、グリア細胞という神経細胞の働きなどをサポートする細胞や、脳を覆っている髄膜から発生してくる。髄膜腫は巨大化することもあるが良性である。

腫瘍が脳のどこかにできると、その部分にある神経システムの働きが悪くなったり、刺激されたりしてさまざまな症状が出てくる。パウンド元帥やガーシュインに現れた片側の手足のマヒは、反対側の大脳半球の運動野やそこからの指令を伝える経路に腫瘍が及んだことを示している。また、ガーシュインが感じた異臭は、第Ⅰ部のドストエフスキーの項で述べた側頭葉の刺激症状である。意識消失もそうかもしれない。

なお、ドストエフスキーに腫瘍があったかどうかは分からないが、経過からみるとガーシュインのようなグリオブラストーマは考えられない。

朝に強くなる頭痛は要注意

脳の中に腫瘍ができると、精神機能や知的機能も低下するので、認知症になったり人格が変わったりしてしまうことがある。

脳腫瘍は、頭蓋腔の中で大きくなるのだから、当然、頭の内部の圧力が高くなる。すると、まず頭痛が出てくる、それも朝に強い。また、吐き気や嘔吐も起こす。だから、ありふれた症状である頭痛や吐き気でも、きちんと診察し、CTやMRIで脳腫瘍や他の病気でないことを確認しなければいけないのだ。

さらに脳腫瘍が大きくなると、正常な脳組織を圧迫してしまう。脳ヘルニアという状態だ。意識の状態が悪くなって昏睡に陥ったり、脳ヘルニアのために脳幹部の延髄が損傷を受けたりすると、呼吸中枢がやられて、亡くなってしまう。

診断はCTやMRIの画像所見による。筆者の学生時代にはこのような画像診断技術はまだなく、先輩のドクターたちは臨床症状のみで脳腫瘍を何人診断できたかを競っていた。CTが使えるようになると、駆け出しの医者であった筆者でも、すぐに脳腫瘍を診断できるようになった。

脳腫瘍の治療は手術で取り除くのが第一だが、腫瘍の種類によって、また手術が難しい部位などでは、放射線照射や抗悪性腫瘍剤が使われる。もちろん、パウンドやガーシュインの頃とちがって、この分野の治療法もものすごく進んできている。

日本海軍も参謀長の寝不足で戦に負けた

第二次世界大戦中のイギリス海軍において、上層部の混乱や判断ミスがあった時、チャーチルは然るべき対応をしなかった。泣きもせず、馬謖《ばしょく》も斬らずに、お気に入りの第一海軍卿の責任を問わなかった。PQ17輸送船団の悲劇は明らかなパウンド元帥のミスである。眠気で熟慮が足りなかったのか、ドイツ艦隊の影におびえてパニクってしまったのか、いずれにしても頭脳の働きはまともではなかった。

日本海軍においても、戦艦武蔵などの主力艦が撃沈されて壊滅的損害を受けたレイテ沖海戦では、日本の艦隊の参謀長が寝不足により客観的判断ができなくなっていたという。また、戦闘航海中の艦長は、文字通り不眠のまま何日も艦橋《かんきょう》で過ごし、それがしばしば判断ミスにつながったともいう。

が、ダドリー・パウンドの脳機能不全は、慢性的な寝不足のためだけではなかった。第一海軍卿になった時点で、すでになんらかの脳の症状があり、神経系の医師の診察を受けていたならば、就任を止められていただろうとも言われている。ＣＴやＭＲＩは無い物ねだりだとしても、簡単な認知症の検査をすれば、引っかかっていたのかもしれない。

国難、非常事態の時、トップの判断一つで、いろいろな事態の行く末、民衆や兵士の運命が左右されることはいうまでもない。健康な心身の状態でことに当たってもらいたい。指導者は冷静な判断力を持ってこそ歴史に記憶されるべきで、決して居眠りするほどの慢性的寝不足や病気であってはならない。

＊1—Ljunggren, B.: Great Men with Sick Brains and Other Essays. American Association of Neurological Surgeons, 1990

あの時、ルーズヴェルトの病が治せていたら
――高血圧性脳出血

降圧剤があれば歴史は変わった

歴史にイフはないのだが、高血圧を治療する降圧剤を第二次世界大戦中のアメリカ大統領、フランクリン・D・ルーズヴェルトに投与できたならば、という内容の論文が戦後かなり経ってから医学雑誌に載っていた。

東西陣営の対立が激しかった冷戦時代には、ヤルタ会談でスターリンの言うなりだったルーズヴェルトは、史上最低のアメリカ大統領だったという声もあった。

降圧剤で彼の高血圧が治療できていたなら、第二次世界大戦後の世界秩序を決定づけたヤルタ会談の中身が変わり、東西ヨーロッパを分断した鉄のカーテンや、今なお日露間の懸案となっている北方領土問題も起こらなかったかもしれないのだという。

日本への原子爆弾投下や日本の降伏、その後の歴史の歩みは別の方向に向かっていった可能性もある。高血圧が、いったい歴史にどのような影響を与えたのだろうか？

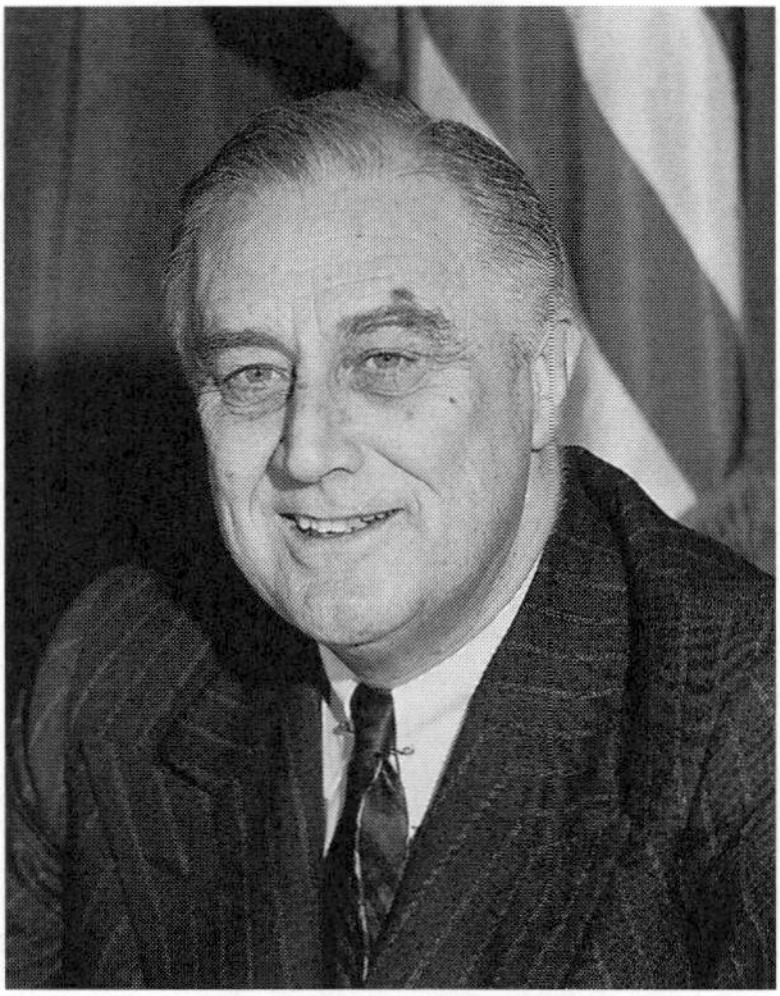
フランクリン・ルーズヴェルト（1940年、写真：AP/アフロ）

下肢のマヒを抱えつつ、大統領に当選

フランクリン・D・ルーズヴェルトは1882年にニューヨーク州の裕福な家庭に生まれて政治家を志し、第一次世界大戦時には若くして海軍次官になった。戦後、ポリオ（小児マヒ）に罹患して下肢がマヒしてしまったが、療養後は精力的に活動し、1928年にはニューヨーク州知事に当選している。その後の政治生活においても車椅子のままで、介助者に支えられて立ち上がり、演説していた。が、彼が障害者であることを思わせる写真は数枚しかなく、動画もほとんどない。

1929年10月にウォール街の株価大暴落から起こった大恐慌に対して、彼は〝救済・回復・改革〟をスローガンとするニュー・ディール（新規巻き直し）政策を打ち出して、1932年の大統領選挙に勝利した。そして、崩壊状態にあった農業政策の要として、44歳の若手農学者ヘンリー・A・ウォーレスを農務長官に迎え入れた。

大恐慌は中西部の農民たちをも襲い、困窮の末にホーボーと呼ばれる流民になる人たちも少なくなかった。ジョン・スタインベックの『怒りの葡萄』などの小説や、ウッディ・ガスリーのフォークソングの世界である。

1939年9月、ナチス・ドイツのポーランド侵攻によりヨーロッパで大戦が勃発した。反ナチスの立場のルーズヴェルト政権は戦争に介入したかったが、アメリカの世論は参戦には否定的であり、関与の仕方が問題となってきた。

が、1941年12月7日（アメリカ時間）に、日本海軍がハワイ真珠湾の軍港を奇襲攻撃したことで、アメリカ国論は一致し、迷うことなく第二次世界大戦に突入した。ルーズヴェルトが日本を挑発してそのように仕向けたとする説もあるが、ここでは議論しない。ともあれ、大統領は日独伊の枢軸国に対する戦争を、やっと表立って行えるようになった。

政治家に多いA型性格は脳の血管障害を起こしやすい

議会で「リメンバー・パールハーバー」と唱えて枢軸国側に宣戦布告したルーズヴェルト大統領だが、チャーチルやスターリンに比べて、戦争中の彼の活躍ぶりはあまり知られていない。

1943年の連合国首脳によるカイロ会談やテヘラン会談の折には、やつれ気味だとか、ひいた風邪が良くならないなど、健康が損なわれてきている。

もともとがエネルギッシュで活動的なA型性格である。A型性格というのは血液型に関連するものではない。1950年代のアメリカで、生命保険会社が性格と、心臓の血管障害との関係を調査し、心筋梗塞や狭心症などは、上昇志向が強く、せっかちで攻撃性が強い人での発症が多いことが分かった。そして、このような人は、脳の血管障害も起こしやすい。これをA型性格という。

これに対して、じっくりと仕事をし、人生をエンジョイして、勝つことにこだわらず、ストレスをあまり感じないタイプはB型性格と呼ばれており、脳や心臓の血管障害は少ない。クヨクヨする心配性はC型で、ガンになりやすいという説もある。ルーズヴェルトに限らず、政治家にはA型性格が多い。

また、ルーズヴェルトは太い葉巻を毎日20本もくゆらすようなヘビー・スモーカーでもあり、動脈硬化症気味であったのはまちがいない。真珠湾攻撃の頃の血圧は188/105mmHgと記録されている。すでに立派な高血圧症である。

1944年1月、秋の大統領選挙を控えた3期目の最後の年、ルーズヴェルト大統領は精彩を失っていた。次のような執務中の目撃談がある。

「大統領は朝から疲れているように見えた。会話中に時々居眠りをし、ある時は、署名している最中に半ば意識を失ってしまい、書きなぐりのサインが残されていた」

また、高血圧症の症状である早朝の頭痛も記録されている。

「高血圧は無理に下げない」が当時の考え

3月下旬、とうとう大統領は体調を崩し、息切れとチアノーゼでワシントン郊外の海軍病院に入院した。186／107mmHgの高血圧とうっ血性心不全、気管支炎であり、すぐに治療がなされた。心不全には強心剤のジギタリス、気管支拡張作用のあるアミノフィリンが使われ、気管支炎に悪いと、主治医から節煙を命ぜられて、葉巻は1日20本から10本に減らされた。当時はタバコの健康被害に対する認識は今ほど強くなかった。

高血圧への対処法は安静と精神安定剤だけであり、降圧剤はまだなかった。それどころか、「組織に必要な血液を送るために血圧が高くなっているのだから、無理に下げない方がいい」という考え方も医学界には存在していた。

この間にも、次期政権を決める選挙戦が行われていた。傍目にも健康が優れないルーズヴェルトが再選されても、任期中に倒れる可能性が考えられ、その時は昇格して大統領に就任することになる副大統領候補が、民主党の予備選挙戦の焦点であった。

現職の副大統領であるウォーレスは実績と知名度、大統領の個人的好意から再選はほぼ確実だと思われ、大統領自身も彼への支持を口にした。ところが、「ウォーレスはソビエト連邦や中国共産党寄りの急進的左翼だ」という反対論が起こり、大統領への影響力が強かった夫人のエレノアも反対論に同調し、結局、ミズーリ州選出の上院議員ハリー・S・トルーマンが副大統領候補に決まった。

8月になってルーズヴェルト大統領は太平洋方面から帰ってきたが、演説中に狭心症の痛みを起こしている。トルーマンによると、この頃の大統領は紅茶にクリームを入れる時に、カップではなく受け皿の方に入れていたという。手は震え、話すのも困難だったようだ。精神的な混乱は見られないが、肉体的にはぼろぼろだった。

秋には血圧は260/150mmHgに上がった。翌1945年1月20日には4期目の大統領就任式があったが、この時も狭心痛を訴え、やつれた姿は聴衆に衝撃と不安感を与えた。

ぼろぼろな体に応えた真冬のソ連での会談

就任式直後の1月下旬には、戦後処理を巡るスターリンとチャーチルとの会談のために、ソビエト連邦のクリミア半島にあるヤルタに向かった。巡洋艦と輸送機を乗り継いでソ連領に入ったが、そこからは真冬の最中に悪路の行程で、西側首脳に対するスターリンの悪意を含んだもてなしだという説もある。

2月4日から1週間にわたるヤルタ会談では、ドイツが降伏した後2ヶ月または3ヶ月経った時点でソ連が日本との戦いに加わること、東ヨーロッパのソ連の支配下入りや、日ソ中立条約の破棄と南樺太・千島列島のソ連併合など、ソ連に有利な密約がなされた。西側の総帥であるべきルーズヴェルトが全く精彩を欠き、米英がスターリンに押し切られる結果となったのだ。チャーチルの主治医だったモラン男爵は回想録に書いている。[*1]

「大統領は年を取り、痩せてやつれて見えた。肩にケープをかけ、しなびた様子で、口をポカンと開け、まっすぐ前を見て座っていた。何も分かっていないかのようだ。みんなが彼の様子にショックを受けた。（中略）誰が見ても、大統領の体はガタガタだった。体の衰えだけではなかった。彼は口を開けて座っているだけで、討議にはほとんど加わらないのだ。彼がこの場にいるのがふさわしいかどうかは疑問だった。（中略）進行した脳動脈硬化症のいろいろな症状を示しており、あと数ヶ月は持つまいという印象だった」

この時の彼の血圧は300／170mmHgであった。

その後の冷戦時代、ソ連の激しい攻勢にさらされたアメリカでは、ヤルタ会談でアメリカの権益を主張できなかったルーズヴェルトは史上最低の大統領だと評価する人もいた。

ヤルタ会談から2ヶ月後の4月12日、ジョージア州ウォームスプリングズの別荘で静養中のルーズヴェルト大統領は「後頭部に激痛がする」と言った直後に意識を喪失し、全身けいれんを起こした。血圧は300／190mmHgで、大量の脳内出血と診断され、約2時間後に死亡が確認された。63歳だった。

発作時、彼は女性画家に肖像画を描いてもらっていたということになっているが、すぐさま慌ただしく別荘から退去させられた女性がいた。ルーシー・ラザフォードという、彼の長年の愛人である。

高血圧性脳出血

高血圧が続くと、圧力に耐えるために血管の壁は硬くなる。いわゆる動脈硬化で、結果的に脳に障害をきたし、明らかな手足のマヒは示さなくても、モラン男爵が観察したルーズヴェルトのように、集中力を欠いた認知症の症状が出てくる。

彼は長年にわたって高血圧症を患っており、大統領第2期がスタートした1937年にはすでに169/98mmHgが記録されているし、1945年になってからは最高血圧が絶えず200mmHgを超えていた。

だから、ルーズヴェルト大統領の時代に降圧剤があったら、ヤルタでは負けなかったのにと悔やむ論文が、戦後しばらくしてからアメリカの医学雑誌に載っていた。本格的な降圧剤であるサイアザイド系の薬が使われるようになったのは、1950年代後半になってからである。

高血圧症では、動脈硬化などで脆くなった脳の血管が破れて脳出血を起こしやすいのはいうまでもない。われわれの体内での血の巡りは、心臓から出た太い大動脈が次々と枝分かれして細い動脈となり、ついには毛細血管として組織の細胞に酸素や養分を運び、炭酸ガスや老廃物を集めて細い静脈となり、やがて太い大静脈となって心臓に戻ってくるようになっている。

体の多くの臓器や組織では、動脈は木の枝のようにゆるい角度でスムースに枝分かれしていくが、脳の血管は構造が複雑で、しばしば急角度あるいは直角に分岐している。強い圧力がかかっている血流の急激な方向転換は、その圧を受ける部分の血管の内壁を傷つけ、弱くなった部分がバルーンのように膨らみ、動脈瘤ができてくる。

現代では脳内出血・脳梗塞をこうして治す

脳底部に大きな動脈瘤ができれば、くも膜下出血の原因になるし、脳の組織内にできた小さなサイズの動脈瘤が破裂すると、脳内出血となる。そして、出血量が多ければ、脳の広い部分で組織を破壊するだけでなく、脳を圧迫して脳幹部の呼吸中枢が侵されて死に至る。

なお、現代では脳内出血の時、出血した部分が脳の表面に近いなど、手術がしやすい部位ならば、そこに管をさして血の塊を吸い出す。それができない時は、止血剤を使い、また、脳圧が高くならないように利尿剤などを使う。

出血ではなく、脳の血管がつまってしまう脳梗塞の時は、発症後4時間半以内の早期ならば血栓を溶かす治療薬を使うが、時期が遅れると、かえって梗塞で弱くなった部分に出血することがあるので、組織保護と脳圧対策などをして、発作の急性期を乗り切ることになる。

脳出血、脳梗塞のいずれも、動脈硬化や高血圧、糖尿病などの生活習慣病がもとになるので、日頃からこれらの治療をきちんとすることが大切である。

「ルーズヴェルト死去」その時ドイツは、日本は

1945年4月12日のルーズヴェルト死亡の報を受けて、ベルリン攻防戦最中のドイツでは、ゲッベルス宣伝大臣が「総統閣下、おめでとうございます。……今日は13日の金曜日です。運命の神が総統の敵を叩きのめしたのです」とヒトラーに報告した。しかし、ソ連軍の進撃は凄まじく、4月30日にヒトラーが、5月1日にはゲッベルスも自殺し、5月7日、ドイツは連合国に降伏した。

沖縄戦が始まり、戦艦大和が撃沈された直後の日本では、就任したばかりの鈴木貫太郎総理大臣が談話を発表した。

「ルーズヴェルトのリーダーシップが非常に成功し、今日のアメリカの優位を築いたことを認めざるを得ません。アメリカ国民の深遠な喪失感に同情し、深甚なる哀悼の意を表します」

騎士道精神に溢れたコメントは、アメリカ政府内の知日派やジャーナリストに幾ばくかの好

感を呼び起こしたが、対日戦の締め付けが緩むわけではなく、過酷な通商破壊作戦と空襲が続き、やがて原爆投下に至った。

7月下旬、ベルリン郊外ポツダムのツェツィーリエンホーフ宮殿で連合国軍首脳会議が行われ、対日降伏勧告、いわゆるポツダム宣言が出された。アメリカからは、副大統領から昇格したトルーマンが大統領として出席し、その最中にニューメキシコ州での核実験成功の電報を受けた。すでに日本は海上封鎖による食料欠乏と空襲による都市破壊で死に体になっており、降伏は時間の問題であった。

歴史のイフ

日本がポツダム宣言受諾に向けて意思統一を図りつつある時、帰国したトルーマンは広島と長崎に原子爆弾投下を命じた。戦後の国際情勢を見据えて、政治的にも軍事的にも台頭しつつあるソ連への、威嚇と牽制を意図しての決断だ。

ここで、歴史のイフだが、ルーズヴェルト大統領第4期の副大統領がトルーマンではなく、ウォーレスのままでルーズヴェルトの死後に大統領に昇格していたら、どのような決断を下しただろうか？

ソ連に好意的であった彼は、ソ連抑制を理由に原爆投下はしなかっただろうし、仮に日本に降伏を促すのであったなら、その時のアメリカ政府内にもあった案のような海上投下での示威行動をしただろう。どのみち、日本は継戦意欲を完全に失ったはずだ。そして、日本や世界のその後の歴史の流れは変わったにちがいない。しかし、それでどうなったかは分からない。

トルーマンは、東欧で勢力を伸ばしベルリンを封鎖したソ連に強硬姿勢を取り、やがて両国は冷たい戦争と言われる、戦火こそ交えないが軍事的対立が先鋭化した状態になっていった。ウォーレスは、この流れに批判的であり、次の大統領選挙に出たが完敗した。

ウォーレスと同様にルーズヴェルト政権下でニュー・ディール政策を推進した若手官僚たちの中には、占領下の東京の連合国軍総司令部の民政官となり、本国で果たせなかった急進的改革を日本で試みた人たちもいた。

＊1—Lord Moran: Churchill, Taken from the diaries of Lord Moran. Houghton Mifflin Co., 1966

震えのやまないヒトラー
——パーキンソン病

第二次世界大戦中、ドイツはなぜ力強さを失ったか

その国の社会が自信を失っている時、国の指導者には強いカリスマ性が求められる。極論を吐いたり、エキセントリックだったりしても、時として指導者に選ばれることがある。イラクやアフガニスタンでの戦争に疲れ、国内の格差問題に揺れるアメリカのドナルド・トランプ大統領もそうであったし、日本でも外交や経済に陰りのある時には、力強いイメージの首相が待望されたように思う。

第一次世界大戦での敗戦で自信を失ったドイツにおいて、ヒトラーは強烈な力《マハト》で人々を引きつけ、敗戦国から再び強国によみがえらせたと国民を狂喜させた。そして〝世界に冠たるドイツ〟を謳い文句に周囲の国への侵略を始めた。

初戦は連戦連勝であったが、やがて戦争指導に精彩を欠くようになり、結局2度目の世界大戦敗戦となってしまった。ドイツとヒトラーが力強さを失った背景には、ある病気の存在があった。

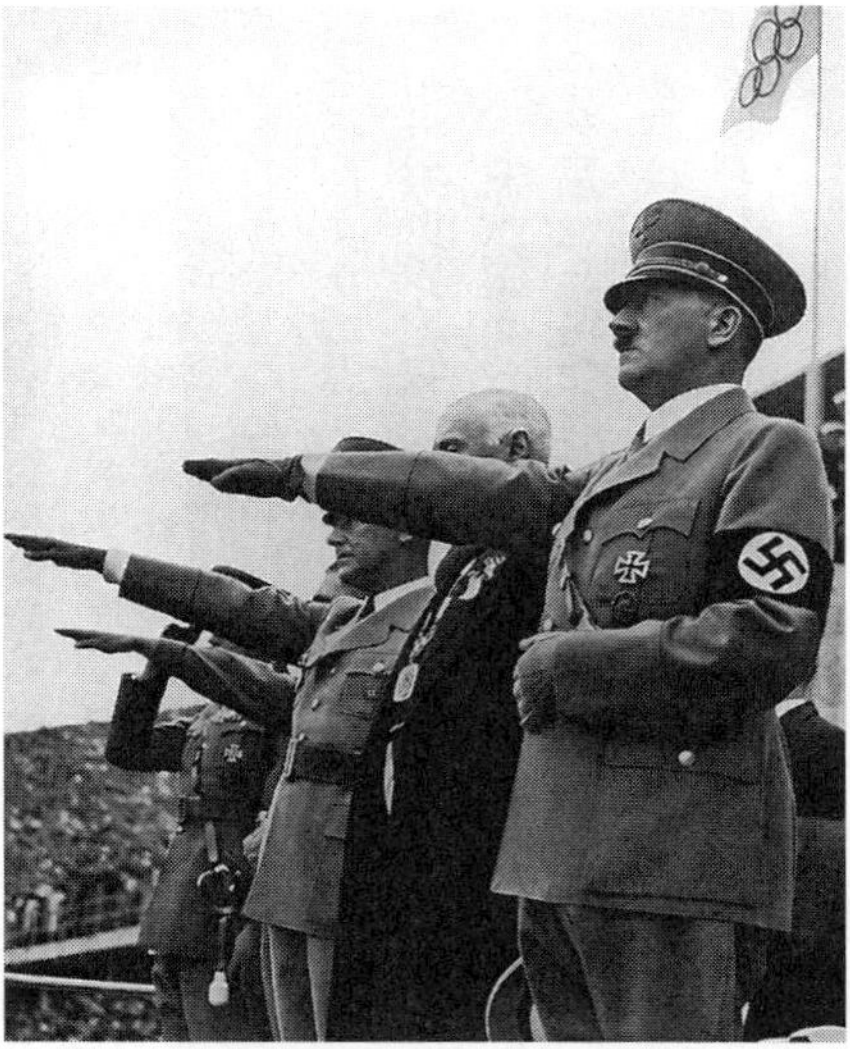

ベルリン・オリンピックでのアドルフ・ヒトラー（1936年、写真：Universal Images Group/アフロ）

画家を目指していたヒトラー

アドルフ・ヒトラーは1889年にオーストリアのブラウナウで生まれ、若い頃は画家を志して首都ウィーンで暮らしていたが、芽は出なかった。そうこうしているうちに第一次世界大戦が始まり、ドイツ陸軍に志願して伍長になり、前線で毒ガス攻撃を受けている。1918年にドイツの敗戦で戦争は終わり、ヒトラーは後に国家社会主義労働者党（ナチス）となる、小さな右翼政党に加わり、持ち前の弁舌力でやがて党首となった。

極端な言動で、しばらくの間は民衆の支持はなく、クーデターの失敗でヒトラーは逮捕されている。が、1929年、ニューヨークのウォール街での株価大暴落から始まる世界恐慌の荒波がドイツに押し寄せると、失業者が増えて社会は不穏となる。人々の不満を過激な主張と暴力的な行動で代弁して、ナチスは急速に勢力を伸ばしていった。

1933年、国会に多数の議席を占めると、今度はその国会議事堂に放火。共産党のせいにして共産党を非合法化し、ついに一党独裁体制を確立した。翌年、ヒンデンブルク大統領が亡くなると、ヒトラーは総統（フューラー）となり、全権を握った。

「世界に冠たるドイツ」、つまりドイツ・ファースト主義で、軍事力と経済的国力の増強を図り、それを背景として、失った領土を回復し、さらに領土を拡張させた。一方で、秘密警察（ゲシュタポ）や強制収容所などによる思想統制を行い、非ドイツ人、とりわけユダヤ人に対する差別・迫害を行った。しかし、ヒトラー総統の迫力満点の演説と、ナチス党員の整然としたデモンストレーションは国民を熱狂させ、ネガティヴな面から視線をそらさせていた。

震える総統

ヒトラーは1920年代から左手の震えを自覚し、いつも手を握っていた。しかし、派手な身振りと力強い声でユダヤ人や外国をこき下ろす独裁者であり、その左手の震えは病的とは思われなかった。

1939年9月に、ドイツ軍はポーランドに侵攻し、第二次世界大戦が始まった。彼はここぞとばかりに、テンションをさらに高めてアジ演説をぶって戦意を鼓舞すると思いきや、開戦後は国民の目に触れることはほとんどなく、時々、ニュース映画で姿が映されるだけとなった。

テレビのない時代なので、映画館が定期的にニュース映画を上映していたのだ。

戦争中にパリにとどまっていた日本の商社マンの回想録では、1943年の秋にニュース映画で見たヒトラーの姿に驚いている。猫背で足を引きずって歩く老人の姿は廃人（原文ママ）で、それを見た観衆は一斉に野次を飛ばした。きっと、早くくたばってしまえとか、もうすぐ閻魔様に会えるぞといった類だったのだろう。

ニュース映画のカメラマンはカメラアングルを厳しく指定され、総統の動作障害が映らないようにしていたという。

『ドイツ週間ニュース』のフィルムを戦後に分析した研究では、1942年頃からヒトラーの左手の震えが明らかになり、体の動きが乏しくなっていることや、バランスの崩れなどが見られ、時間とともに悪化していることがわかった。戦争末期の1945年春頃の目撃者による回想録では、彼が総統官邸の地下壕の廊下を、ヨロヨロと左足を引きずりながら壁を伝って歩いていたことや、メガネを持つ左手が大きく震えてカタカタ音を立てていたこと、服装がだらしなくなったことなどが書かれている。

1945年4月20日の彼の誕生日に、官邸の庭で閲兵する様子を収めたニュース映画では、後ろに組んだ左手が大きくリズミカルに震えているところが一瞬映されている。脳神経内科医ならばまちがえようのない、典型的なパーキンソン病の震えである。

しかし、ヒトラーの主治医モレルは、彼の震えや元気がなくなったことには気がついていたが、診断できなかった。泌尿器科のドクターだったので、そういった症状の知識は乏しかったのだろう。

1945年4月になってベルリン大学精神科のド・クリニス教授がパーキンソン病を疑い、当時この病気の治療に使われていたハルミンがヒトラーに使用された。しかし、戦争の最終段階であったベルリン攻防戦の最中であり、4月30日にはヒトラーは自殺している。

パーキンソン病とは「オートクルーズ不全」

パーキンソン病の主要症状は、振戦（震え）、動作緩慢、バランスを崩しやすいこと、それに筋肉の緊張が強くなることなどだ。顔の表情の動きが少なくなり（仮面様顔貌）、小股でぎこちなくトボトボと歩き、抑揚のない小声でボソボソと話す。腸の動きまでスローになり、便秘になる。

ヒトラーの場合、多くの症状が目撃談やニュース映画に現れていて、診断は明らかである。筋肉の緊張は肘などの関節を動かして診察しないと分からないので、部下の政治家や軍人ではおそれ多くてできなかっただろうし、主治医のモレルは知識がない。しかし、愛人で最期の日に結婚したエヴァ・ブラウンだったらヒトラーの筋肉や関節が固いか柔らかいかは分かっていたのかもしれないが……。ここは永遠の謎である。

パーキンソン病は人口10万人あたり150人くらいの頻度なので、決して少ない病気ではない。街を歩いている人の中にも、しばしばパーキンソン病のような歩き方の人を見かける。事実、1817年に、最初にこの病気に気がついたイギリスの外科医ジェームズ・パーキンソンは通行人を観察して症状を論文にした。

ヒトは体を動かす時に、この筋肉とあの筋肉を動かしてとか、そこの筋肉の動きをもっと速く、ここの筋肉はそうっとなどと、いちいち意識しない。歩こうと思ったら、足だけではなく、全身の筋肉がそれぞれの役割に応じたパターンで自動的に働く。駆け足も、口を動かす時も、こうしてキーボードを打つために手先を使っている時も、みな一つ一つの筋肉単位で動かすことを意識せずに、自動的に動いてまとまった動作となる。

つまり、脳の中には、スムースに体を動かすためのコントロール・システムがあるのだ。その中には、自動車で言えばスタートするためにイグニッションスイッチを入れ、状況に応じて自動的にアクセルやブレーキを調整するオートクルーズのような機能もある。

脳の中心部、りんごにたとえれば芯に当たる部分の大脳基底核と、脳幹部の黒質という細胞集団などがネットワークを作っているシステムで、医学的には錐体外路系と呼ばれている（なんだかイメージがつかみにくい名前だ。医学部の学生はこんな寿限無寿限無のような用語を限

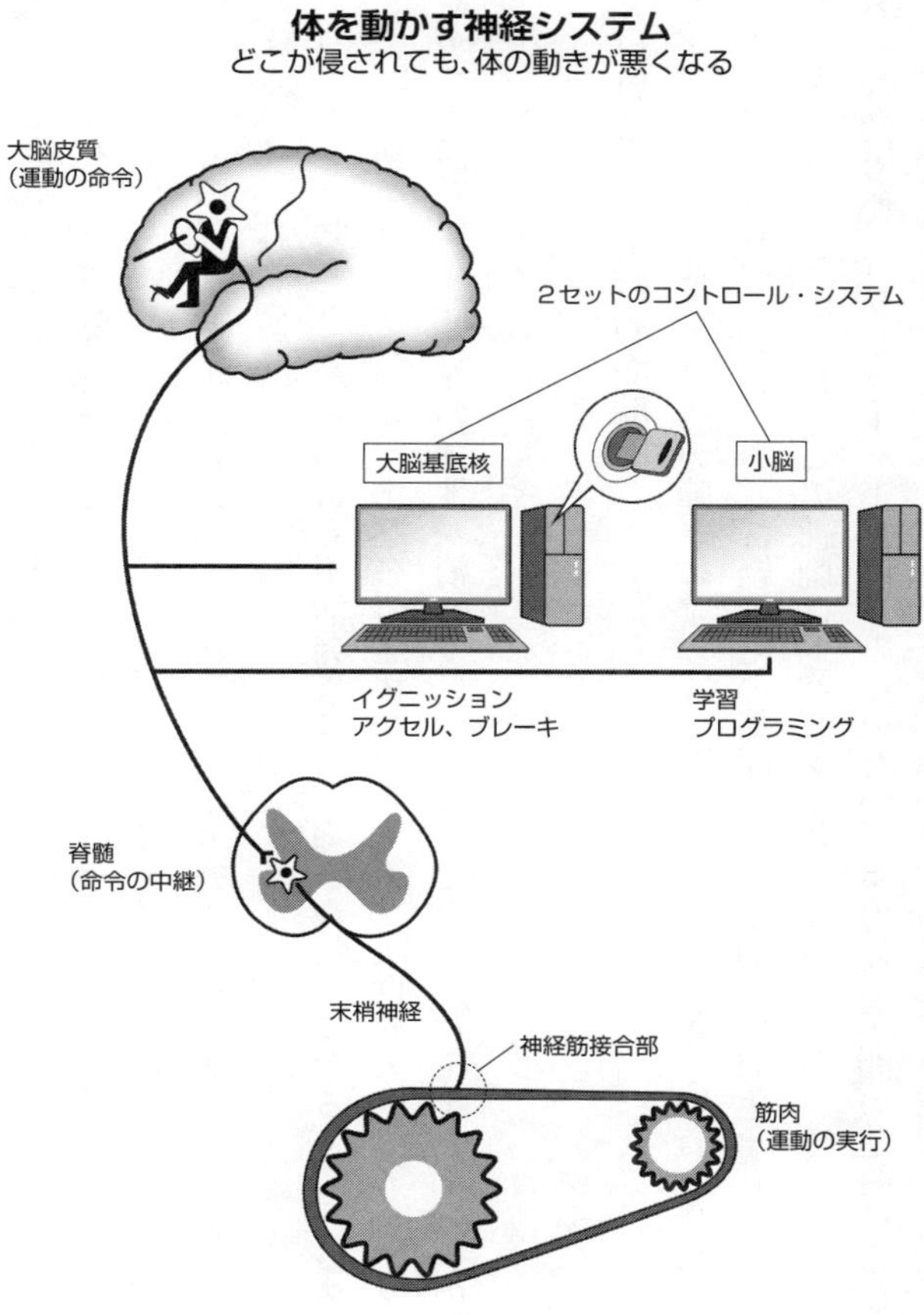
体を動かす神経システム
どこが侵されても、体の動きが悪くなる
大脳皮質
（運動の命令）
2セットのコントロール・システム
大脳基底核
小脳
イグニッション
アクセル、ブレーキ
学習
プログラミング
脊髄
（命令の中継）
末梢神経
神経筋接合部
筋肉
（運動の実行）

りなく覚えなければならない。大変だった)。

パーキンソン病は、その錐体外路系の働きが悪く、オートクルーズがうまく働かない状態だ。この病気で動作が鈍くなり、つまずいた時の反射が遅れて転倒しやすかったり、筋肉の緊張が強くなったりするのは、ブレーキがかかりっぱなしのようなものである。震えは、システム・エラーによるノイズだ。

また、パーキンソン病では精神的にも不活発になり、抑うつ状態になる、考えるスピードが遅くなる、同じ動作や考えを繰り返すなどの症状が出る。第二次世界大戦でのヒトラーの戦争指導がやがて不活発になったり独創性が消えていったりしたのは、パーキンソン病の影響もあったはずだ。

日本人が見つけた画期的治療法

パーキンソン病は脳幹部の黒質の障害によって、ドパミンという化学物質を作れなくなった状態である。黒質は耳の奥の方にある神経細胞の集団で、文字通り黒い色をしている。細胞にメラニンが含まれているからだ。この細胞はドパミンを作っている。

脳などの神経組織はコンピューターそのものなのだが、半導体素子間の連絡は電気信号であるのに対し、神経細胞が別の細胞にシグナルを送る時には、神経線維の末端から化学物質を放出して信号を伝達する。このような働きをする化学物質を神経伝達物質という。黒質細胞が大脳基底核にシグナルを送る時には、ドパミンが神経伝達物質となっている。

パーキンソン病患者の脳内ではドパミンが足りなくなっているので、ドパミンを薬として使えば治せるはずだが、そうはいかない。脳には、化学物質によっては血液中からそのまま脳に入らないようにするバリアー、血液脳関門がある。

ドパミンも血液中から大量に脳に入ると、幻覚やけいれん、嘔吐、食欲不振などの中毒症状を起こしてしまうので、いくら脳内で不足していてもこのバリアーは通れないことになっている。だから、血液脳関門を通過した後にドパミンに変化する、L-ドパという薬が使われるようになった。

ヒトラー没後15年経った1960年に、大阪大学の佐野勇教授によって、L-ドパがパーキンソン病の人に初めて使われ、それなりの効果があった。しかし、日本語の論文だったので、世界に知られることはなかった。

次いでウィーンの学者ヴィルクマイヤーたちが使い、やがて世界各地で有効性が認められて、1965年頃からパーキンソン病の特効薬として普及した。なお、ヴィルクマイヤーにはナチス親衛隊の軍医の前歴があり、ノーベル賞の対象から外されたという。

その後も脳の中のいろいろなことが分かってきた結果、少なくなっているドパミンの働きを良くする薬や、神経終末からドパミンが出やすくなる薬など、新しい薬が次々と開発されている。また、最近は脳の中の錐体外路系の、ごく限られた部位に電極を植え込んで、電気刺激を与える治療法も普及してきている。

なお、パーキンソン病患者の脳にはレビー小体という特異的な物質も現れるが、これが大脳皮質にたくさん出ると、幻覚の強い認知症を引き起こす。レビー小体病と呼ばれ、アルツハイマー病と同様に問題になっている病気だ。

ヒトラーに処方された危険な薬

ヒトラーについて言えば、戦後に戦犯となったベルリン大学のド・クリニス教授は、「診断をつけたけれども根本的な治療法はない」と、戦犯の刑務所で一緒になったドイツの将軍に言ったという。彼が勧めたハルミンという薬は、ドパミンが分解されるのを抑える薬であり、同じ薬理作用の薬が戦後に新たに開発されて、パーキンソン病治療に使われていて、効果が見られている。

だが、治療法がなかったはずの1943年秋に、次のようなヒトラーの目撃談がある。昼間、ロシア戦線のドイツ軍司令部にやってきたヒトラーは、頭を垂れていて、くたびれ果てた病人のような印象で、あごが震え続けていた。ところが、夕食の時はうって変わって別人のようになっていた。姿勢がたるんで落ちぶれた印象だったのが、突如として背筋を伸ばし、ヴァイタリティのある引き締まった姿に変わっていた。そして、夕食までの間にヒトラーの侍医が到着している。L-ドパのない時代に、何を投与したのだろうか？

ヒトラーに使われていた薬の種類はかなり分かっており、メタンフェタミンやコカインも含まれている。これらは覚せい剤や麻薬だが、ドパミンの働きを高める作用がある。おそらく、診断がつかなくても、侍医たちはこれらの危ない薬がヒトラーの症状を良くし、颯爽とした第三帝国の総統の姿を取り戻せることを経験的に知っていたのだろう。

もちろん、これらの薬物には幻覚や妄想などの精神的な副作用があり、禁断症状も出る。ヒトラーの場合、それが戦争の行く末に影響を与えたのは想像に難くない。

暗殺未遂による逆説的運動症

1944年7月20日にヒトラーを狙った暗殺未遂事件があったが、その直後の彼は震えも止まり、体の動きが良くなったことが記録されており、本人も次のように述べている。[*1]

「この一撃で私の神経痛がほとんど消えてしまうという奇跡が起こったのだ。（中略）以前は寝ているときにも脚が震えていたのだ。これもこの一撃で急に消えてしまった。かといって、これが正しい治療だったなどと言うつもりはないが」

震えが消えただけでなく心身とも活発になり、抵抗運動弾圧を指令し、戦争の悲劇がかえって倍増してしまった。しかし、9月には元の症状に戻ったという。

このように激しい精神的な興奮があると、鈍いはずの動作が素早くなることがパーキンソン病では見られる。歩くのもままならない患者さんが、火事の時には素早く逃げたという話もあるし、阪神・淡路大震災の時にもかろうじて歩ける患者さんが長距離の水汲みをしたという。神戸市にある病院の先生によると、20%の患者さんで震災直後に一過性の症状改善が見られたとのことだ。[*2] 逆説的運動症（Paradoxical kinesia）という現象である。

災害の時だけではなく、嬉しい時にも起こるようだ。筆者が以前診ていたパーキンソン病の患者さんに、古い神社の氏子で、上げ馬神事の馬の世話役の人がいた。どうにか一人で歩けるくらいの障害レベルだった。

ところが、自分の馬がその神事で崖を飛び越えた時に興奮し、無我夢中で押すな押すなの群衆をかき分けて、気がつくと社殿の前にいたという。普段は上れるはずのない、神社の長くて急な階段を上ったのだ。何時《いつ》になく素早い動作で、病気が治ったみたいだと周囲が驚いたとのことだ。

非常に強い精神的な動きで、オートクルーズのブレーキが解除されたにちがいないが、このような逆説的運動症のメカニズムがきちんと解明されると、パーキンソン病の治療もより進歩するかもしれない。

＊1―オットマール・カッツ著、松井ひろみ訳『ヒトラーと謎の主治医』東洋堂、1984年
＊2―川村純一郎、高塚勝哉、川本未知：「パーキンソン病患者は地震にどのように対応したか？」神戸市立病院紀要 38: 5-8, 2000

文革の混迷と毛沢東の難病
——筋萎縮性側索硬化症（ＡＬＳ）

主席の意思が分からない

１９６６年、中国では文化大革命（文革）の嵐が吹き始めた。中国共産党主席の毛沢東《もうたくとう》が主導して起こしたもので、古い因習を断ち切る新たな整風運動と、日本のマスコミも当初は好意的であった。

だが、すぐに紅衛兵《こうえいへい》、つまり武装した中・高校生たちが現れ、〝造反有理〟のスローガンの下に過激な闘争を起こし、文革は中国共産党内の激しい内紛であることが明らかになった。日中戦争や内戦を経て成立した中華人民共和国、新生中国を主導して行こうとする合理的な考えが「反革命的」だと、政界トップクラスの人物が人民裁判にかけられ、暴力を振るわれていた。自分が主導した大躍進政策の失敗で大量の餓死者が出たことなどを批判された毛沢東が、権力を取り戻すために、北京を離れて上海で起こした権力闘争だと言われている。

文化大革命は泥沼化し、中国のカオス状態は20年以上も続いた。毛沢東はなぜ事態を収拾できなかったのか？　彼は難病により他人との意思疎通が難しくなり、対立する勢力間で彼の意思を忖度できる機密秘書の取り合いが起こっていた。

毛沢東と美貌の秘書

毛沢東は1893年に南部にある湖南省の地主の家に生まれ、当時としては高等教育を受けて教師になったが、中国近代化の熱に促されて共産党に加わり、やがて指導者となった。清朝崩壊後の混沌とする中国にあって、共産党は国民党と対決と融和を繰り返し、劣勢になって奥地にまで追いやられたこともある。また、共産党内部の権力闘争もあり、彼はなんども危機を乗り越えた。

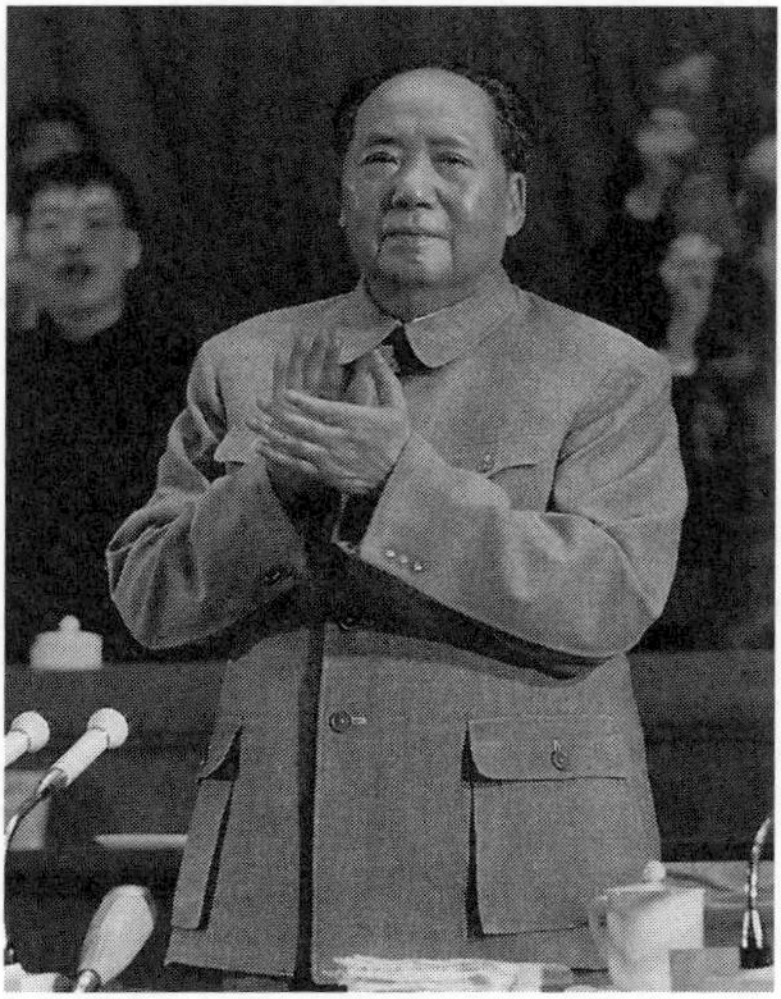

毛沢東(写真：Ullstein Bild/アフロ)

日中戦争後、共産党指揮下の八路軍（現人民解放軍）が国民党軍を破り、1949年10月に中華人民共和国成立を宣言し、彼は最高指導者である共産党主席になった。その後も権力闘争は度々あり、1966年に文化大革命を焚きつけることになったのだ。

この年の11月、中国首脳の住む北京の一区、中南海に、20歳を過ぎたばかりの張玉鳳《ちょうぎょくほう》が、毛主席との面会を求めて現れた。彼女は、毛沢東の専用列車の鉄道服務員だった。新婚の夫が文革による職場の混乱で立場が悪くなり、主席に助けてもらいたい、と駆け込んできたのだ。すぐさま毛沢東はその件に介入し、夫の職を守ると同時に、彼女を自分の身辺の世話のために召し上げた。

毛沢東は、労働者・農民階級を基盤にする中国共産党のトップだったが、私生活はプロレタリアート的ではなかった。とりわけ猟色が激しく、北京や国内巡視先で目につく女性には手当たり次第という有様で、彼女たちも主席への奉仕を誇りに思っているという具合だ。

この時期、正妻の江青《こうせい》は婦人科疾患のため毛沢東とベッドを共にすることはなく、夫の権威を笠に、文革急進派として政治運動に没頭しており、女性問題は見て見ぬ振りをしていた。特別列車での主席専属の乗務員であった張玉鳳が見初められたのも不思議ではない。毛沢東の寝室には、彼女の小さなベッドが置かれていたとも言われ、服務の内容の一端を示している。

ともあれ、生活服務組に配属された彼女は、主席の身辺雑務、それに個人秘書的な役割を果たしていった。ルックスが良いだけでなく、頭の回転が速く、庶務能力にも長けていた。

医者への徹底的な非協力

主治医の李志綏《りちすい》によれば、毛沢東は1970年頃から呼吸器感染症などで体調を崩すことが多くなった。長年の喫煙癖のためだろう。しかし、厄介な患者で、医者の言うことを聞かずに注射を嫌った。1972年に気管支炎と心不全になった時は、「君たちの薬はどれも効かない。私に薬を飲ませたい者がいたら、トットと出ていけ」と言う始末である。

夫人の江青も同調して「以前は私を殺そうとした、今度は主席に害をなす」と医者をなじった。もっとも、毛沢東は抗生物質の注射でショックを起こして意識を消失したことがあり、医師への信頼が薄かったのかもしれない。さらに、身辺を世話する張玉鳳までもが、医師団の言うことを聞こうとせず、服薬管理ができなかった。

この時期から、毛沢東は張玉鳳と二人だけで食事をするようになり、親密さが増してきた。妻の江青でも面会が難しくなっており、江青は張を手なずけて主席とのパイプ役にしようと、時計や衣類などの贈り物攻勢を始めた。

この年の2月、アメリカのニクソン大統領が電撃的に北京を訪問し、毛沢東の私室に案内された。その時、健康状態を気取られないように、人工呼吸器などの医療機器は大急ぎでもの陰に隠されたという。ニクソンの回想によれば、毛沢東は握手のためにソファから立ち上がることができず、張玉鳳と思われる秘書に支えてもらった。そして、毛沢東自身がうまく話せないと断ってきた。

周恩来《しゅうおんらい》首相は気管支炎のためと言ったが、ニクソンたちは脳卒中の後遺症と思ったらしい。毛の顔は蠟人形のようで表情が動かず、また、手が震えていた。このようなことからすると、筆者も、彼は脳卒中後遺症あるいはパーキンソン病のような病気で、体の動きや言語に障害があったような印象を受ける。

9月に田中角栄総理が日中国交回復のために北京を訪れた時、毛沢東は「自分の健康はあまり良好ではない、そう長くは生きられないだろう」と言った。事実、李志綏によれば、両手の筋肉、特に右手が萎縮していた。

悪化する健康状態、混迷する文革

1973年になると、言語障害は進行し、声はしゃがれて低くなり、身辺の人たちにも聞き取りにくくなった。ただ、張玉鳳だけが理解できた。彼女が出産のため中南海から離れると、毛沢東は不機嫌で不穏になり、早々に呼び戻された。なお、その子の父親は毛沢東の可能性があるが、李志綏は健康状態からありえないと言い、中国共産党も認めていない。

文化大革命は開始後すでに7年も経ち、国家主席だった劉少奇《りゅうしょうき》はなぶり殺され、文革当初の立役者だった林彪《りんぴょう》は毛の暗殺に失敗し、ソビエト連邦へ亡命する飛行機が撃墜されて死んでいる。

文革の行方と80歳になる毛沢東の後継者が、中国のみならず世界中からの注目の的であった。急進的な文革左派である江青などのいわゆる四人組と、周恩来首相や鄧小平《とうしょうへい》など現実路線の改革派との政争が激しくなっていた（改革派は資本主義に走るからと、走資派とも呼ばれていたが、20世紀末には中国は名ばかり共産主義で、実態は資本主義の国に変貌した）。

この政争は、武力闘争でもあり、負けると生命も危なかった。国をリードするべき立場の毛沢東は言語不明瞭で、当事者能力は失っていた。それでも、政治家たちは毛沢東を取り込もうと会いにきたり、逆に呼ばれたりしていた。

病に臥せる主席の存在は、むしろ緩衝材で、両派とも決定的対立を先延ばしにしていたのかもしれない。ともあれ、張玉鳳は常に傍にいて、主席の言葉を聞き取り、政府や共産党の要人たちに伝えていた。

翌年になると、症状はさらに進んだ。白内障による視力障害もあったが、すっかりろれつが回らなくなり、口元が閉じずによだれが垂れ、手足の筋肉も萎縮した。

筋萎縮性側索硬化症

３人の脳神経内科の専門医が別々に毛沢東を診察し、筋萎縮性側索硬化症（ＡＬＳ）という診断を下した。難病中の難病である。

この病気では、脳が筋肉を動かす運動神経のシステムが侵されて、脳からの命令が筋肉に伝わらなくなり、全身がマヒする。歩くことや手を動かすことだけでなく、話すことも、呼吸したり飲み込んだりすることも全て筋肉の働きなので、これらがみなできなくなる。

頭のてっぺんの少し凹んでいる辺りの大脳皮質に、運動野という部分がある。そこの神経細胞がまず脊髄の細胞に指令を出す。その経路が脊髄の側索という部分だ。そこが変性（昔の言い方では硬化）するので、筋萎縮性側索硬化症という病名がつけられた。

筋萎縮というのは、文字通り筋肉が痩せて萎縮することだ。脊髄にある運動細胞に障害が起こると、筋肉の非常に強い萎縮が起こるし、筋肉が自動的にピクピクと収縮するファシキュレーションという症状が出るので、臨床診断がつけられる。おそらく、毛沢東もこの症状があって、診断を下されたのだろう。

病名を聞いた要人や周囲の反応

筋萎縮性側索硬化症という耳慣れぬ病名で、原因も治療法も不明であり、余命は2年くらいと聞かされた要人たちはさまざまに複雑な反応をした。

主席の身辺や警備のトップである中央弁公庁主任の汪東興《おうとうこう》が医師に投げかけた言葉は、「あれだけお前たちは検査して、これだけの結果か。こんなものではだめだ、別のことを考えろ」。

考えてもだめなものはだめであり、病気という自然現象はどんな政治権力でもねじ曲げることはできない。

人民解放軍トップの葉剣英《ようけんえい》元帥は、医師の説明を冷静に受け入れ、対応策を考えようとした。「医療機動班を作って、中国全土から同じ患者を集め、治療して最も効果的な方法を主席に試してみたらどうか」

この病気の頻度は10万人に5人くらいなので、中国ならばたくさんのALSの患者がいるだろうが、逆に診断を下し、治療ができる医者がほとんど皆無だったはずだ。それに時間が足らない。

前立腺ガンで闘病中であった周恩来首相は、ニューヨーク駐在の国連代表部に治療法の収集を指示したが、返事を聞いてガッカリした。欧米でも日本でも長らくいろいろなことが試されてきたが、効果的なものはなかったのだ。

医師団の中からも、「ALSが治らないのは自分たちの責任だと追及されかねないので、みなで辞めて新しい医師団に引き継ごう」という意見も出てきた。

やがて嚥下困難も出てきたが、主席は鼻腔チューブを嫌がり、左側を下にした側臥位で張玉鳳に半流動食を食べさせてもらうようになった。つまり、毛沢東は生活全般を彼女に頼ることになったのだ。翌年、張玉鳳は単なる生活秘書から閣僚級の機密秘書に任命された。その名の通り、主席の機密事項を処理し、金庫や文書を管理する仕事だ。そして、主席は彼女を通じてしか自分の意思を人に伝えることができなかった。

ホーキング博士のように、話せなくても頭脳は明晰

この病気は、舌や喉の筋肉がマヒしてろれつが回らず、話せなくなっても、頭脳は明晰なことが多い。2018年3月に亡くなったイギリスの物理学者スティーヴン・ホーキング博士は、若くしてこの診断が下された時、衝撃を受けながらも「私は幸運だ。なぜなら脳は筋肉でできていないからだ」と口にし、研究に没頭していったという。

現代はコンピューター技術を使った意思伝達装置が発達しており、ホーキング博士は旺盛な学問や著述活動ができていたが、毛沢東の時代はそうはいかなかった。慣れた介護者が、患者の口や目のわずかな動き、表情から意思を汲み取っていたのだ。

労働者の家庭に育った張玉鳳には政治的野心は乏しく、彼女が影響力を発揮しようとしたのは、政争ではなく毛沢東の治療法だ。生半可な知識からか、ブドウ糖の注射で治せと強く主張し、彼女とのトラブルを怖れる医師団は賛成した。ただ一人反対した李志綏は呆れて、この顚末を回想録に書いている。さらに、張玉鳳は、医者など役に立たないと診察を受けさせず、医師団は看護師がもたらす情報や尿などで病状を推定する有様となった。

ＡＬＳのような原因も治療法も分からない難病患者を診療する医者は、自分の医学的知識や経験がなんの役にも立たないことに愕然とすることがある。一方的な病気の進行の前では、治療や手当も無力である。ましてや、その時代の世界から孤立していた中国では、その病気の本態や、今後の症状の予想と対処法などの情報はほとんどなかったはずだ。患者や家族は、もどかしさと絶望感に苛まれていく。筆者は、張玉鳳を一方的に非難する気にはなれない。

そして、毛沢東と張玉鳳の諍いが時々目撃された。彼が健康な頃は女性に目がなく、痴話喧嘩もよくあったらしいが、このころの諍いは介護上のトラブルからのようだ。張玉鳳は李志綏に、主席の臭いをどうにかしろとか、排泄介助の不満を述べている。

赤い女帝を目指した江青夫人

中南海の邸の中でそのような時間が流れるのをよそに、外の世界では政争が繰り返され、要人たちは毛沢東を訪れ、支持を取り付けようとした。ある時は、鄧小平ら改革派の意向を汲んだ発言をし、しばらく経つと江青ら文革急進派の四人組の肩を持つという具合に、張玉鳳を通じて発せられる毛沢東の言葉は、不安定で混迷した政局の一大要素となっていた。

１９７６年1月、人民解放軍第３０５病院に入院していた周恩来首相が、前立腺ガンで亡くなった。78歳。かつては毛沢東と対立した時期もあったが、抗日戦や国共内戦を経て、中華人民共和国建国後も首相としてずっと毛沢東を支えてきた協力者である。改革派寄りの彼を追悼する集会が自然発生的に天安門広場で開かれ、それが武力鎮圧された。さらに、鄧小平が失脚し追放され、四人組の天下になるかと思われた。

5月、張玉鳳との喧嘩の最中に毛沢東の容態が急変した。制止する彼女を押しのけて医師が診察した結果は心筋梗塞であり、治療が開始された。5月末、またも毛沢東の状態が悪化し、今度も無理やり調べた結果は低血糖であった。張玉鳳の介助による経口摂取だけでは十分な食餌量が摂れておらず、本人はしぶしぶながら鼻腔チューブによる栄養摂取が開始された。6月、またも状態が不穏になる。張玉鳳は、主席は普段とちっとも変わらないと言いはったが、心電図は新たな心筋梗塞発作を示していた。

毛沢東の最末期には、この機密秘書は治療の障害物そのものだった。それでなくても、主席の病状は重大な政治問題であり、一歩まちがえば政争に巻き込まれてしまいかねない状況では、長年の主治医といえどもうかつに手が出せなかった。それでも、毛沢東その人が張玉鳳を必要としていた。

治療方針の会議があり、説明する主治医の李志綏に、江青は次のような言葉を投げつけた。

「医師団は責任逃れで、病状を誇張している。あなたたちは何でも大袈裟に騒ぎ立てる。ちゃんと思想改造ができていない。医者の言うことは3分の1しか真に受けてはいけない」

思想改造で究極の難病が治るというのだろうか。四人組の一人の王洪文《おうこうぶん》は、心筋梗塞を起こした毛沢東に、主席のための薬だと言って真珠の粉末を届けたという。文革急進派の人たちは冷静な客観的思考や判断ができていない。

一方で、この頃になって毛沢東に次ぐ序列2位になった華国鋒《かこくほう》は、医者の説明を理解し、対応の準備を始めた。

9月になり、毛沢東の容体はさらに悪化し、江青が彼の体位を無理やり変えさせた直後に呼吸が停止した。人工呼吸器が装着されたが、数日後の1976年9月9日に毛沢東は亡くなった。82歳。

彼の死を契機に権力闘争は激しくなった。すでに死の数日前には、江青が「主席亡き後、私は朕になる」と野心を露わにしていた。朕とは皇帝の一人称であり、中華人民帝国の赤い女帝になるつもりだったようだ。彼女は、部屋を捜索し、張玉鳳に機密文書を提出させようとしていた。毛沢東の金庫のダイヤルの組番号は彼と張玉鳳しか知らなかったので、江青は取り込もうと必死だったのだ。しかし、張玉鳳は江青には渡さず、華国鋒たち党中央の反対派に組番号を告げた。

四人組によるクーデター未遂事件があり、ついで10月4日、江青らは逮捕され、文化大革命の大混乱は収束していった。

水晶柩の中の毛沢東

2000年の秋、筆者は北京の天安門広場にある毛主席紀念堂を訪れた。彼の子どもともささやかれていた華国鋒が主席になって、最初に作った建物だ。たくさんの参観者の列にならび、水晶、つまり石英板の柩の中に眠る彼の遺骸を参観した。

多少とも、ALSの痕跡がないかと目を凝らしたが、遺骸には国旗の五星紅旗がかぶせられており、あるはずの手の筋肉の萎縮は確認できなかった。

顔はふっくらとして堂々たるかつてのイメージであり、長い闘病でやつれ果てた面影はない。遺体保存技術によるのかもしれないが、生身の人間の遺骸というよりは、はなから生命を宿していなかった無機物質で、ビニール製の人形の顔のようである。事実、キッチュ（紛い物）だ、蠟人形らしいという声もささやかれている。

ソ連崩壊の引き金となった病
——脳血管性認知症

最高指導者の知的能力低下

１９１７年のロシア革命で成立したソビエト社会主義共和国連邦は大祖国戦争（第二次世界大戦）に勝利し、戦後は東ヨーロッパ諸国や中国、北朝鮮などを自分の陣営に取り込んで、アメリカや西欧諸国、日本などと鋭く対立するようになった。いわゆる東西冷戦である。

核実験を繰り返してミサイルを開発し、世界初の人工衛星（スプートニク）や有人宇宙船（ボストーク）を打ち上げて国力、科学技術力を見せ付け、〝赤い帝国〟とも呼ばれた。

東欧に大軍団を展開し、プラハに侵攻するなど西側を圧倒していた。

革命記念日には、モスクワの赤の広場で大規模な軍事パレードが行われ、共産党の指導者たちは厳しい表情で閲兵していた。

だが、いつの間にか停滞ムードになり、とうとう国が崩壊してしまった。その陰には、最高指導者の知的能力低下があり、国が機能不全になっていたのだ。

勲章好きのブレジネフ

レオニード・イリイチ・ブレジネフは1906年に労働者階級の家の子どもとして生まれ、若くして共産党に入った。1941年6月、ドイツ軍のロシアへの侵攻後、彼は赤軍（ソ連陸軍）の政治将校として参戦し、力量があったのだろう、少将にまでなった。戦後も共産党員としてトントン拍子に出世し、1950年にはソ連最高会議の代議員になっている。

1953年、スターリン死後に権力を握ったニキータ・フルシチョフ第一書記の覚えもめでたく、1960年には政権ナンバー2の最高会議幹部会議長になった。実質的な国家元首である。この頃から外遊して西側の物質文明に触れるようになり、高価な衣服や高級自動車に魅かれていった。

1964年10月、東京オリンピックの最中に、恩義のあるフルシチョフ第一書記を失脚させ、58歳でソ連共産党第一書記の座に就き、最高権力者となった。前任者が否定したスターリンをブレジネフは再評価し、キューバ危機後に緩みかけた西側との関係を引き締めにかかった。

1968年8月、〝人間の顔をした社会主義〟を旗印にしたチェコスロバキアの自由化路線を戦車の侵攻で圧殺した。この〝プラハの春〟事件を機に、鉄のカーテンの向こう、東欧の政治体制には西側の干渉を許さないとするブレジネフ・ドクトリンを押し出した。

以降、1970年代は、東西ブロック間の緊張感は高まったが、ソ連などの東側でも市民生活のレベルは徐々に向上していった。食料の消費は倍増し、テレビの普及率は9割に、おまけにアルコール消費量は4倍にもなったという。ブレジネフは最高指導者であり続けて、社会はそれなりに安定していた。今でも、旧ソビエト連邦指導者の中ではブレジネフの人気が一番だし、彼の時代が最も良かったと懐かしがられているという。

ブレジネフは次々と内外の最高勲章を手に入れ、それに似合う服をあつらえ、外国の高級自動車を蒐集し、つまり贈ってもらい、それで何軒もの豪華なダーチャ（別荘）の間を自分で運転して回るといった、趣味的生活を満喫しながら君臨していた。その頃の小噺。

「ブレジネフが胸の手術をした」
「心臓か、肺か、大変な病気かい？」
「なに、もっと勲章が付けられるように胸板を広げたのさ」

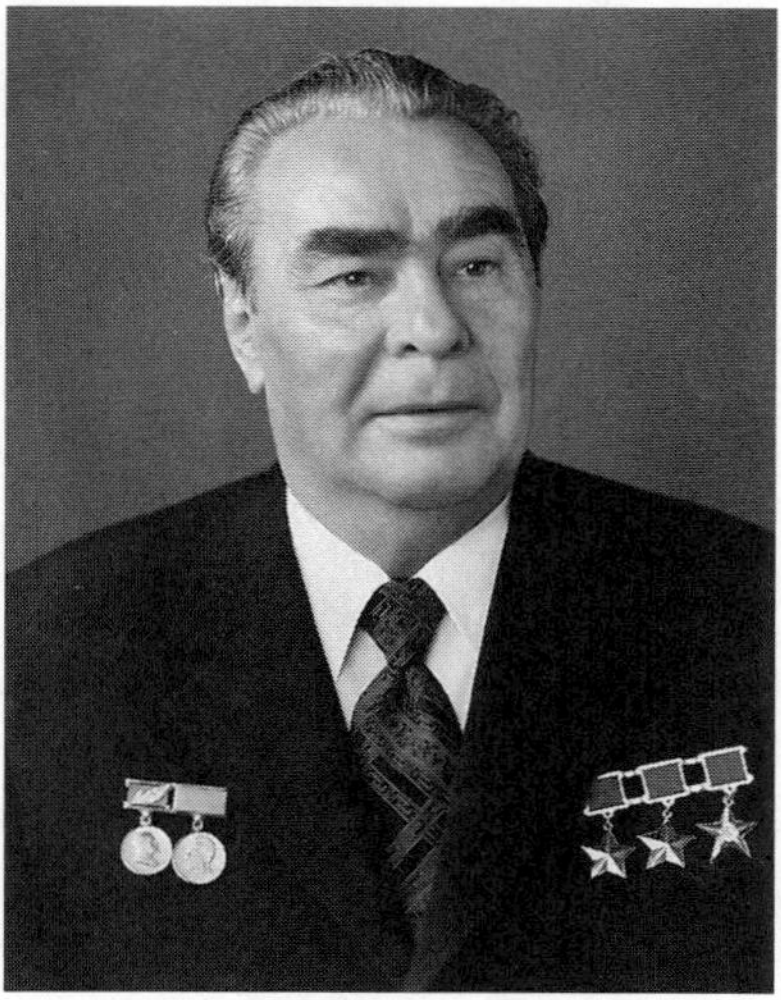
レオニード・ブレジネフ（写真：TASS/アフロ）

不摂生がたたり、脳血管障害に

ブレジネフは太り気味で糖尿病があり、へ

ビー・スモーカー、大酒飲み、それに睡眠薬を常用していた。これらは明らかに健康に良くない。1973年頃から、知的機能の低下が出てきたと言われている。

アメリカを訪問した時にニクソン大統領から高級乗用車のリンカーンをプレゼントされ、その場でワシントンの道路を自分で運転したがった。止めるシークレット・サービスに、変装すればブレジネフだと分からず、普通のアメリカ人に見えるからと駄々をこねたが、キッシンジャー国務長官の次の一言で収まった。

「ブレジネフ書記長、あなたが運転する車に乗せてもらったことがありますが、普通のアメリカ人のようには運転できていませんでした」と。

ブレジネフのふるまいは、彼の地位と場にそぐわないものであり、抑制が外れていて（脱抑制）、多幸症的な傾向があったようだ。おそらく、前頭葉の問題だ。

1975年、69歳のブレジネフは心筋梗塞発作を起こした。その年のレーニン勲章授与式では、おぼつかない足取りを人前にさらし、回らないろれつであいさつした。この頃にはアメリカの諜報機関は彼の健康状態を探り、ブレジネフはヘビー・スモーキングによる肺気腫、美食による痛風、白血病、それに動脈硬化症であることを把握している。また、重い不整脈があり、ペース・メーカーも心臓に埋め込まれていた。

肺気腫は体への酸素の取り込みを悪くし、動脈硬化は血の巡りを悪くして脳梗塞や脳出血の原因にもなるので、脳の神経細胞に良くない状態だ。それに不整脈は心臓に血栓を作って、それがしばしば脳梗塞を起こす。事実、彼はその後も何度か脳血管障害の発作を起こし、臨死状態から蘇生したこともあったという。

言われるままにサインする最高指導者

後に、ロシア共和国大統領になるボリス・エリツィンは、当時知事を務めていたスヴェルドロフスクの地下鉄建設のことで、ブレジネフを訪ねた時の様子を回想録に書いている*1。

「当時のブレジネフの仕事ぶりを知っていた私は、彼の名前で、あとは決裁を下すばかりにした短い文章を用意して行った。（中略）ところが（ブレジネフは）自分で決裁を下すことができない。『口述して下さい、その通り書くから』と言う。そこで私は口述した。『スヴェルドロフスク市の地下鉄建設に関し、政治局に通知し、政治局の決議案を作成すること』私の言葉通りにブレジネフは書き、署名し、その文書を私に手渡す」（カッコ内は筆者）

さらに、「晩年のブレジネフは自分が何をし、何に署名し、何を喋っているのか、ほとんどわかっていなかった」と続く。取り巻きのペテン師、嘘つき、詐欺師の思うままであったという。「一部の者には富を、他の大部分の者には不幸と苦しみをもたらすような文書に、ブレジネフがいくたび平然と、意味も考えずに決裁を下したことだろう。思い浮かべるだけでも恐ろしい！」とエリツィンは書き加えている。

「最終決定者は彼の看護師だ」

1980年7月、モスクワでオリンピックが開催された。半年前のソビエト軍のアフガニスタン侵攻に反発する、アメリカや日本などの西側がボイコットした大会である。その開会式についてのジョーク。

「ブレジネフ書記長がオリンピックの開会宣言を始めた。大きな声で〝オー〟と叫び一呼吸おいてからまた〝オー〟と叫ぶ、それを5回繰り返した。あわてた側近が書記長に耳打ちした。原稿のトップに印刷されている5つの丸はオリンピックのマークです、と」

このような小噺が人々の口の端に上っていたということは、国のトップの認知症は国民の誰もが知っていることだったのだろう。

最後の数年間は〝死んだも同然の状態〟であったが、なおも辞職せずに最高ポストにあり、ソ連の最終決定者は、ニーナという名の彼の看護師だと、西側ではまことしやかに囁かれていた。また、どうしようもなくなったブレジネフを拘禁しようという陰謀もあったという。

1982年5月にまた脳卒中発作を起こした。だが、11月7日の革命記念日、赤の広場でのパレードを、76歳のブレジネフはレーニン廟の上から見ていた。そして3日後、心臓発作を起こして亡くなった。

死後の剖検所見では内臓の異常としては腹部大動脈瘤、心筋梗塞であり、これらは動脈硬化が引き起こす病気だ。脳については明らかでないが、動脈硬化や度重なる脳卒中などで、ひどい状態だったと想像できる。

脳血管性認知症

動脈硬化が強くなると、脳の血管の先の方が細くなり、血流が乏しくなる。そうすると、神経細胞もダメージを受けるが、脳の白質という組織も侵される。白質は離れた神経細胞同士を結ぶケーブル線が束になって行き交っている部分で、血流が少なくなるとこのケーブルの働きが悪くなり、神経細胞間のネットワークが壊れ、徐々に脳は機能不全になっていく。まさに、頭に血が回らない状態だ。ビンス・ワンガー病と呼ばれている。

また、脳の組織内に小さな脳梗塞が多発することもある。それらの結果、認知症になっていく。脳血管性認知症という。

認知症というと、現在ではアルツハイマー病がまず思い浮かぶが、かつては脳血管障害性のものが多かった。高血圧や栄養の偏り、心身ともにストレスの多い生活などで、動脈硬化の患者さんが多かったのだ。

多発性脳梗塞での認知症は、記憶はいいが計算はだめなどと、全般的ではなくある部分の脳機能が低下するまだら状の認知症で、小さな発作の度に悪化するので「階段状に進行する」とも言われている。が、実際は症状だけではアルツハイマー病との見分けが簡単ではなく、脳のMRIやCTの画像診断が必要だ。ブレジネフの時代にもCTはすでにあったから、主治医は分かっていただろう。

高齢者は睡眠薬をうまく代謝・解毒できない

治療は、脳の血の流れを良くすること、細胞機能の維持、それに血液が固まりにくくすることだ。そして、原因となる動脈硬化はいわゆる生活習慣病の結果なので、その対策や予防も大事だ。第Ⅲ部のリタ・ヘイワースの項で述べる抗アルツハイマー病薬も、落ちてきた認知機能の維持には多少の効果があるかもしれない。生活指導が大事なのはいうまでもない。

彼はヘビー・スモーカーであり、大酒飲みで睡眠薬の常用者でもあった。タバコのニコチンは血管を収縮させる作用があり、動脈硬化で細くなった血管には良くない。慢性的な大量の飲酒も、脳の機能を低下させ、認知症を進行させただろう。そして睡眠薬は神経細胞の働きを低下させる作用がある。高齢者では、役目が終わった薬を不活性化(解毒)させて排泄するという肝臓や腎臓の働きが低下しているので、いつまでもその薬が体内に残ってしまう。だから、前夜に飲んだ睡眠薬のせいで翌日の日中でもボーッとしてしまう。

認知症は、アルツハイマー病や脳血管性認知症のように脳の組織が壊れて起こるものだけではなく、睡眠薬のような薬剤や、時差ぼけや酒の飲みすぎ、栄養不良や低血糖、ビタミン不足、甲状腺機能低下症などのホルモンの異常などでも起こることがある。

また、転倒などによる頭の打撲からしばらくして出てくる慢性硬膜下血腫、正常圧水頭症、あるいはモハメド・アリの項で述べる度重なる頭部の打撲によるパンチ・ドランカー症候群などでも起こることがある。これらには治る認知症も多いので、短い期間の間に認知症の症状が現れた患者さんは、きちんと診断をつけてもらって、治療を受けることが大切だ。

赤い帝国の夕暮れ

最高権力者が認知症などの病気で、その職責を果たせなくなった時、取って代わろうとする人が出てくるのは不思議ではないが、時には職責を果たせないようなトップの方がいいと思われる場合もあるようだ。

1970年代のソビエト連邦は、西側に追いつかないまでも市民生活は豊かになり、国内の騒乱もなく安定していた。そして、ブレジネフに死なれては困る人たちがたくさんいた。

共産党や政府の役人はノーメンクラツーラと呼ばれ、いわゆる赤い貴族になり、社会主義国にはあるはずがない特権階級を作っていて、しかも腐敗していた。単に賄賂をとるだけではなく、架空成果や粉飾業績などが横行し、巨額の金や利権が彼らのもとに集まる構造になっていた。犯罪者から宝飾品などが没収された時は、ノーメンクラツーラに分け与えられていたという。

ブレジネフの娘のガリーナは宝石に目がなく、ダイヤモンド密輸に関与したり博物館から宝物を持ち出したりと、彼女と取り巻きらの乱脈ぶりも有名であったが、ブレジネフ生存中は共産党がひた隠しにしていた。が、死後、次の書記長のアンドロポフによって事実が暴かれていった。

ソビエト政権の幹部たちも、認知症のブレジネフをそのままにしておいて、後釜をすぐに見つけようとはしなかった。集団指導体制で国家を運営していたが、責任の所在がはっきりせず、緩んだ停滞の時代と言われるようになった。若い指導者が出てきて改革を始めることにより社会が混乱することを怖れた共産党幹部もいた。

外交面でも八方ふさがりで、1979年末の必然性のはっきりしなかったアフガニスタン侵攻は泥沼戦争となり、さらに、西側諸国によってモスクワ・オリンピックはボイコットされ、また、ポーランドなどの東欧諸国に自由化の動きが出てきた。

ブレジネフ後、アンドロポフ、チェルネンコが次々と書記長になったが、すでに高齢で、しかも二人とも病気に侵されていて短命政権であった。1985年、54歳のミハイル・ゴルバチョフが書記長になり、ペレストロイカ（改革）を唱えて国家改造を始め、ブレジネフ時代の最高幹部が怖れたように統制がとれなくなり、社会は混乱してしまった。

東西冷戦は終結したが、ソビエト連邦までが崩壊してしまった。冷戦時代に若い日々を過ごした筆者には、鋼鉄のごとく厳しくて巨大な〝赤い帝国〟が消えてしまうなんて、信じがたいことであった。

＊1―ボリス・エリツィン著、小笠原豊樹訳『告白』草思社、1990年

歪んだ顔で外遊、田中角栄の心意気
——顔面神経マヒ

政治家も顔が大事

「男の顔は履歴書、女の顔は請求書」というのは、昭和の毒舌評論家、大宅壮一の言葉である。かのアブラハム・リンカーンは「男は40歳になったら自分の顔に責任を持たなくてはいけない」とも述べている。女性も社会進出が進み、都知事や大臣、あるいは首相と、責任ある立場の人も増えてきた。彼女たちも愛嬌だけではなく、心意気を自然と醸し出す風格のようなものが求められてくるだろう。

顔は、人を識別する大事なマークだが、同時に、喜怒哀楽などの心の動きで表情が変化し、わずかな陰影の差で相手に与える印象が変わってくる。それでもって、この人は頼もしい人か、頼りないか、信用できる人か、嘘をついている顔かなどを判断される。

タレントは顔が大事なのはいうまでもないが、政治家でも同様だ。信頼感と好感を持たれるにはそれなりの良い面構えが必要だ。アブラハム・リンカーンは地方の政治家だった頃、「あなたのこわい顔では人気が出ない」と女の子に言われ、マイルドな表情にするためにあご髭を生やしはじめた。効果てきめんで、メキメキと人気が出て、ついに大統領になった。

だから、政治家にとって、顔の筋肉がマヒして歪むことは第一級の危機的状況なのである。にもかかわらず、自らの職責を果たすべく、顔の歪みにひるまなかった総理大臣がいた。田中角栄である。彼の顔が歪んだ背景には何があったのだろうか？

あだ名は「コンピューター付きブルドーザー」

田中角栄は、大正7（1918）年生まれで、第二次世界大戦後の昭和22（1947）年、29歳の若さで新潟県から衆議院議員として選出された。

非常に行動的で弁がたつので、ズンズンと頭角を現し、10年後の昭和32（1957）年には39歳で郵政大臣に就任している。それまでの多くの有力政治家が高学歴の官僚出身で、手堅さはあるものの大胆な発想に欠け、また、目線が高かったのに対して、田中角栄の学歴は高等小学校卒業であり、庶民的だとして高い人気があった。

昭和40年代の佐藤栄作首相による長期政権下でも、自民党幹事長や通商産業大臣といった要職をこなし、次期首相の座を巡って、福田赳夫外務大臣と、角福戦争とも呼ばれる激しい政争を繰り広げていた。

持ち前の行動力は、鋭い勘と考え抜かれた戦略に裏打ちされ、「コンピュータ一付きブルドーザー」というあだ名がつくほどであった。当時のコンピューターは電子頭脳とも言われ、極めて高度な知的装置のイメージだったのである。

そして彼は、若手官僚らの知恵と希望を結集して大胆な「日本列島改造論」を提唱し、それをまとめた本はベストセラーとなった。日本列島に新幹線や高速自動車道路網を巡らせ、工業都市を配置し、人と金と物の流れを巨大都市から地方に逆流させようというものであった。コンピューター付きブルドーザーの彼ならばやってくれるにちがいないと、日本中に熱気が走ったのである。

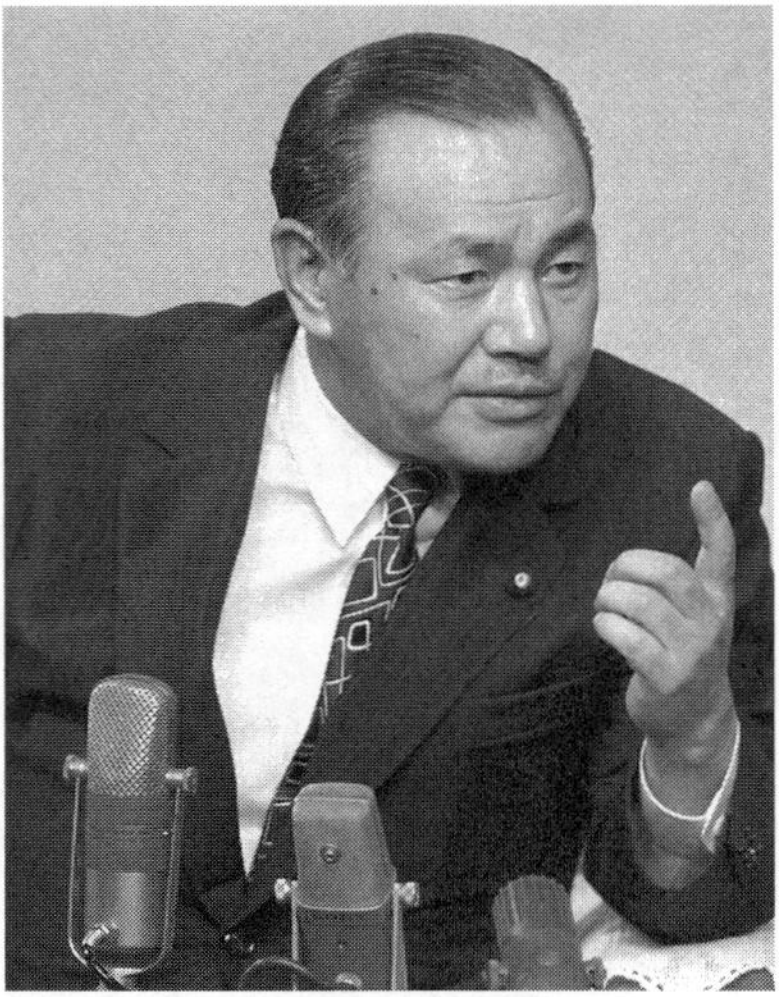
首相就任会見で熱弁をふるう田中角栄（昭和47［1972］年7月19日、写真：共同通信社）

昭和47（1972）年7月、自民党総裁選挙で紆余曲折の末に田中は福田を破り、庶民派宰相の誕生と、国民やマスコミは熱狂的に歓迎した。

その頃、筆者は名古屋大学の学生だったが、豊臣秀吉生誕の土地柄か、新聞の一面大見出しが「今太閤の誕生!!」だったことを45年以上経っても覚えている。9月には電撃的に北京を訪問し、懸案だった日中国交を回復し、果敢な実行力を印象付けた。

田中角栄首相は、政治家や経営者に多い行動的なA型性格で、心臓や脳の血管障害を起こしやすいタイプである。そして、郵政大臣の頃に病院で「汗っかきの原因は甲状腺機能亢進《こうしん》症のためだ」と言われ、薬とともにゴルフを勧められた。以後、これに病みつきになった。ゴルフ好きの政治家には実に好都合な運動療法の処方である。

また、ストレスも強かったようで、首相になってからは血圧が200mmHgを超え、気を紛らわすためにウィスキーのオールド・パーをガブ飲みし、糖尿病も合併して、血糖値は300〜400mg/dlもあったという。

総理の顔が歪んだ

念願の総理大臣になった次の年の昭和48（1973）年秋、日本列島改造論による地価高騰やオイルショック（第四次中東戦争を契機とするイスラム側の産油国による戦略的生産調整）によるインフレーションのために、今太閤の人気は〝今は昔の語り草〟になっていた。

日本経済のぐらつきを立て直すために、角福戦争で政権を争った福田赳夫を大蔵大臣に迎え入れ、手腕を発揮してもらう事態にまでなった。屈辱的なことであり、政権に逆風が吹きつけてきた。以前の闊達な角栄節は鳴りを潜め、いやがおうでも苦虫をかみつぶしたような顔つきになっていた。
12月14日、参議院の予算委員会出席中に、本当に彼の顔が歪んでしまった。口が曲がって、答弁の言葉もうまく喋れない。顔の右半分が動かず、食べ物や飲み物がくちびるの右端からこぼれるようになった。顔面神経のマヒである。顔面神経は、顔の表情や目元、口元、おでこを動かす筋肉に、脳からの指令を送っている神経である。これがマヒすると、顔が動かなくなる。[*1]
首相は1週間ほど入院して、頸の骨の脇に針を刺して薬を注射する、星状神経節ブロックの治療を受けた。
星状神経節ブロックとは、その頃、一部で行われていた顔面神経マヒの治療法だ。星状神経節は頸の骨の脇にある自律神経の細胞集団で、ここをブロックして交感神経の働きを弱めて顔面や頸部の血管を広げて血流を増やし、マヒを治してやろうという理屈だ。しかし、効果がはっきりしない治療法で、現在ではあまり行われていない。
注射は痛いばかりで、治らず、お気に召さなかったようだ。担当医だった耳鼻科のドクターが次のように言っていたという。[*2]
「田中さんは痛がり屋で困りましたよ。注射をしても動いてしまうので、危なくって仕方がなかった。そして二、三回やって、退院してからは来られなくなってしまいましたよ。あの身体に似ず、気が小さいところがありますね。辛抱ができないのですよ」

口のひん曲がった総理が直面した反日デモ

年が明けて昭和49（1974）年1月、東南アジア外遊を控えた田中総理の記者会見があった。テレビのニュースに映る首相は、医学生であった筆者にも診断がつく、典型的な顔面神経マヒの顔であった。弁舌が巧みなはずだが、くちびるの動きが悪く、また、口を開く度に、マヒした右側の口元や頬が、健康で力が強い左側に引っ張られて話しにくそうだった。

周囲は、顔面神経マヒを理由に、反日デモが予想されるフィリピン、インドネシアなど東南アジア諸国の外遊を取りやめるように進言したが、田中は毅然として次のように言ったという。

「一番つらいのは俺だよ。口がひん曲がったこの顔を、世界中のテレビにさらされるんだからな。嫌だけれど、それでも行かなきゃいけないんだ」

そう言って飛び立って行った彼を、訪問した各地で反日デモが待っていた。

その後、田中総理の顔のマヒは少しずつ治り、表情も歪まなくなり、だみ声の早口の滑舌も回復して行った。が、その年の夏、起死回生の思いで積極的に遊説した参議院選挙も〝金券選挙〟と言われて惨敗し、さらに金脈や女性問題のスキャンダルが報道され、ついに、年末には退陣を余儀なくされた。

そして、2年後の夏には逮捕され、ロッキード裁判と政争に明け暮れる不本意な日々を過ごすことになった。

筆者もひょっとこ顔に

筆者も顔面神経マヒになったことがある。だから、この時の田中総理が蒙った不自由さや苦痛、心の動揺は、まさにわがことのように分かる。

30代半ばのアメリカ留学中だったが、マヒが起こる2、3日前から、小学校低学年だった息子や娘の声がやたらと耳にガンガンと響いていた。

マヒが起こる前日は唾液の分泌が悪くなり、口の中がざらついてクッキーが食べにくかったことを覚えている。耳の奥の鼓膜をピンと張る鼓膜張筋も、唾液の分泌腺も、顔面神経が支配しているのである。

そして翌朝、歯磨きの時に、左の口元から水がこぼれるので気がついた。口をすぼめる口輪筋のマヒによる症状だ。ため息をつき、心を落ち着かせるために口笛を吹こうとしたら音は出ずに、尖ったくちびるが右側に寄ってひょっとこのような顔になってしまった。

顔面神経マヒになって何が最もつらかったかというと、人前に出られない顔になったことだ。鏡を見てショックを受けた。脳神経内科医としての知識から、これは十中八九治るはずの病気だと自分に言い聞かせても、気分はどん底に落ち込んでいった。人に顔を見られるのが嫌で嫌でたまらなかった。

他人が見て顔のマヒが分からなくなるまでの約半月間は、外出せずにアパートに閉じこもっていた。歪んだ顔を世界中にさらしてでも独自外交をするのだと外遊に出た田中首相には、強い精神力と義務感があったにちがいない。

次に筆者が困ったことは、会話や食事などで口を開けた時に、マヒした左側が強い力で右側に引っ張られることである。なにかを喋ろうと口を開いた途端に、顔の半分がギュッと持っていかれる。美味しいものを食べようとしても同じことで、しかも、頬の内側を思い切り噛むので、おやつや食事が苦痛だった。マヒした左側の口元を指で押さえると、引っ張られ方が少なくなり、いくらか楽になった。今思えば、テーピングで顔の筋肉を固定すればよかった。

言葉は一応は喋れた。だが、マ行とパ行、それにファの、いわゆる口唇音は、息が漏れてうまく発音できない。マヒした側の目は閉じられなくなり、そのうち乾燥して痛くなって充血するので、いつも眼帯をしていた。が、今度は涙が漏れて、皮膚がかぶれて痒くなった。

ほとんどの症例がそうであるように1週間目あたりが最悪だったが、幸い、その後すぐに快方に向かい、2ヶ月で完治した。

それ以降、顔面神経マヒの患者さんを診察する時、筆者はひときわ厚い同情心をもって接するようになった。

表情は哺乳類だけにある？

顔は口ほどにものを言うというが、どのような動物が心の動きを表情に出すのであろうか？ヒトやサルなどの霊長類は表情が非常に発達しているし、ペットを見ると、ネコやイヌも、特に怒りや怖れでそれなりの表情がある。

ところが、オウムやカラスは賢くて、感情もあるというのだが、首をかしげはしても顔の表情は動かない。ユーモラスに見えるカメもカエルも顔は無表情だ。哺乳類だけに表情があり、これは顔面神経が顔の皮膚の下の筋肉を動かすことで可能となる働きである。

顔面神経が支配する筋肉には、おでこにシワを寄せる前頭筋、目をギュッと閉じる眼輪筋、口元を結ぶ口輪筋、エクボを作る頬筋や頬骨筋などがある。顔面神経がマヒすると、これらの筋肉が動かなくなり、田中角栄首相や筆者のような困った症状が起きてくるのだ。

顔には無意識のうちに喜怒哀楽の表情が出るし、また、リラックスや緊張、あるいは怖れなどの精神状態に応じて、それぞれの顔つきになる。

感情の動きは、脳の側頭葉の内側にある、扁桃体を中心とする大脳辺縁系と呼ばれる神経システムの働きによる。扁桃とはアーモンドのことで、そのような形をしている。感情の流れが大脳辺縁系から、体を自動運転する大脳基底核に伝えられる。そこでは、嬉しかったり悲しかったりすると、自動的に顔面の筋肉が収縮して笑い顔になったり泣き顔になったりするようにプログラムされているので、無意識のうちに表情が動くのだ。

原因はウィルスが顔面神経で暴れること

顔面神経マヒは脳腫瘍や脳血管障害による中枢性のものもあるが、多いのは末梢神経性で、帯状疱疹《たいじょうほうしん》によるものと、原因不明とされてきたベルマヒが大部分だ。

帯状疱疹性のものは、子どもの頃に罹った水疱瘡《みずぼうそう》のウィルスが顔面神経の神経細胞の中に潜んでいて、なんらかの原因で免疫機能が低下した時に発症すると考えられている。耳介などに水疱ができて痛いのだが、近年はヘルペス・ウィルスに効果がある薬が使われるようになり、治癒率も上がっている。

ベルマヒは、水疱も痛みもなく、長らく物理的なストレスが原因だろうと言われていた。現在では、口元などに水疱を作る単純ヘルペスのウィルスが関わっていると言われている。暑がりの田中首相は「タクシーの窓を開けていて顔に風が当たったからだ」と周囲に言っていたが、糖尿病による神経障害として顔面神経マヒも時折あるので、彼の原因はこれだったのかもしれない。糖尿病は免疫機能を低下させるので、ウィルスが活動しやすくなる。

アメリカ留学中の筆者自身の発症は、精神的ストレスが引き金になっていたのかもしれない。コミュニケーションもままならない完全失語症状態で気分は不安定、心は鉛色だった。だから、ストレスで免疫力が低下したにちがいない。不顕性感染《ふけんせい》で、顔面神経節細胞の中で眠っていた単純ヘルペスかなにかのウィルスが暴れはじめたのだ。

リーダーとして好まれる顔、嫌われる顔

政治家は経世済民と外交計略の才と志が全てだといっても、マスコミ全盛の世の中ではルックスは極めて重要なファクターだ。厳しい権力闘争に明け暮れる政治家は、時として、彼らの世界ならではの凄まじいリアリズムを反映した悪相になる。汚れ役の幹事長を辞めたら人相がよくなったという話もある。

顔は選挙に影響することもある。アメリカの大統領選挙において、1960年に行われた初めての候補者同士のテレビ討論会で、イケメンのケネディ候補は視聴者に好印象を与え、ゲジゲジ眉毛で表情が厳しかったニクソン副大統領に勝利し、アメリカ大統領となった。それ以降、アメリカのみならず各国の選挙戦で候補者にスタイリストがつくことが珍しくなくなった。

しばらく前、北朝鮮のロイヤルファミリー（社会主義を是とする国で、世襲制のロイヤルファミリーがあるのは矛盾だが……）の二人の兄弟の顔がしきりにニュース番組に登場していた。でっぷりとした体つきに肉付きの良い顔つきは同じだが、表情はまるっきりちがう。

権力の座に就かず、中国に保護されていた金正男は、愛想の良さそうな顔をしていたが、

〝敬愛する元帥〟と、かの国では称される金正恩の方は、常に油断なく気を張りつめているきつい表情で、筆者にはとても敬愛できそうにない。やはり、悪相である。

戦後の復興から高度成長が一段落した頃、田中角栄首相は顔面神経マヒを患いながらも、日本の独自外交を模索して東南アジアに飛び立って行った。さほどの悪相だったとは思わないが、歪んだ顔で外遊に出発するため飛行機のタラップを踏む首相の様子をニュースで見て、筆者は、総理大臣の職責の重さを思いやったものである。

＊1―佐藤昭子著『私の田中角栄日記』新潮社、1994年
＊2―三輪和雄著『病める政治家たち』文藝春秋、1996年

第Ⅲ部

世界的有名人を苦しめた病

眠ると息が止まる〝オンディーヌの呪い〟
――睡眠時無呼吸症候群

ヘップバーンが演じた水の精

オンディーヌはヨーロッパの古い民話に出てくる水の精だ。

フランスの戯曲家ジロドゥによって舞台化され、ニューヨークのブロードウェイの初演ではオードリー・ヘップバーンが演じ、その後の舞台でも多くの女優が、キュートかつひたむきな妖精を表現してきた。

そして、医学の世界にも〝オンディーヌの呪い Ondine curse〟と呼ばれる病気がある。だがこの病について詳しく見ていくと、キュートな妖精の呪いという呼び名がふさわしいのかどうか、大いに疑問がわいてくる。


オンディーヌは水界の帝王の娘で、お茶目で活発な水の精だった。生後500年なのだけれども年齢は15歳だと自分で言っている。若鮎のように天真爛漫、ピチピチとしていた彼女の前に旅の騎士、ハンス・フォン・ヴィッテンシュタイン・トゥ・ヴィッテンシュタインが現れた。

一目ぼれしたオンディーヌは電光石火のスピードで彼と結婚し、ハンスにこの上ない愛情をささげていく。

ややあって、二人はハンスの城に戻るが、そこには彼のかつての恋人で、王の養女であるベルタが待っており、当然、焼けぼっくいに火がついた。しかし、オンディーヌが人間世界に移る時、水界の王キュレイポンによって、彼女に不幸をもたらす者には呪いがかけられることになっていた。

オンディーヌは、「私が先に吟遊詩人とまちがいを起こしたのだ、ハンスとベルタが燃え上がる前に起こしたのだ」と口にして、ハンスの城から出奔した。厳格なキリスト教の教義が支配する時代、人間世界はもとより、水界でも不倫は重大な罪であった。やがて不義で捕えられた彼女は裁判にかけられた。そこで、ハンスに呪いがかからないように彼女が嘘をついたという真相が判明した。オンディーヌはハンスへの呪いを解くように水界の王に哀願するが聞き入れられなかった。ハンスは死を免れず、同時にオンディーヌも人間世界での記憶を失う運命となった。

残されたわずかな時間、二人は愛の日々を思い出し、言葉を交わした。生きようと努めてと言うオンディーヌに、ハンスはつぶやく。[*1]

「生きようとつとめる！　口でいうのは簡単だ。（中略）いままで、なんでも自分のからだがやっていたことを、今度はぼくが命令してやらせなければならないのだ。（中略）まったく、骨身を削る仕事だ。五感、三十の筋肉、骨の一つ一つにまで、いちいち命令を発しなければならない。一瞬でも注意を怠れば、聞くことも、息をすることも忘れてしまうだろう。……この男は、息をするのがめんどうになって死んでしまった、なんて人はいうだろう」

そして、眠りに落ちたハンスの息は止まり、記憶を失ったオンディーヌはハンスの顔を見ながら「この綺麗な人はだれ」と叫んで悲劇は終わる。

〝オンディーヌの呪い〟という病

〝オンディーヌの呪い〟と呼ばれている病気がある。正式には先天性中枢性肺胞低換気症候群といい、いわゆる睡眠時無呼吸症候群の一つのタイプである。眠ると、呼吸が止まるのだ。

騎士ハンスの症状は、一瞬でも注意を怠れば、息をすることも忘れるということだ。呼吸運動で働く横隔膜や胸の周りの筋肉に、いちいち命令しなければならないのだ。

ヒトを含めた哺乳動物は呼吸の自動運動システムが、もともと脳の中に組み込まれている。脳幹部の下の延髄という部分に、血液中の炭酸ガス濃度や酸性度（pH：水素イオン濃度）をモニターしている細胞があり、炭酸ガスが増えたりpHが下がったりすると、息を吸うようにと、呼吸関連の筋肉に指令する。

呼吸中枢は非常に強いコントロール・システムなので、どんなに頑張って息をこらえても数分しかもたず、自動的に息を吹き返してしまう。だから、古今東西、自分の意思だけで呼吸を止めて自殺した人はいない。延髄は頭と首の境目、いわゆる〝盆の窪〟のあたりにあり、池波正太郎の小説『仕掛人・藤枝梅安』では悪人のここに針を刺して仕置している。

脳卒中などの病気が呼吸中枢のある部位に起こったり、先天的にここの細胞になんらかの異常があったりすると、目覚めている時は意識的に呼吸できるが、眠ると呼吸が止まってしまうことになる。患者さんは短い睡眠と覚醒を繰り返しながら、なんとかやっているのだろうが限度がある。幸い、現在の医療技術では、眠る時にだけ人工呼吸器をつけたり、ペースメーカーで横隔膜を周期的に刺激して呼吸運動を起こさせたりして治療することができる。

このような病気があることを、1962年にアメリカの医師セベリングハスが論文に書いた。そのタイトルが「オンディーヌの呪い」で、きっと、ブロードウェイでヘップバーンの舞台を見ていたから思いついたのだろう。

いかりや長介が気づいた高木ブーの病気

かつての人気コメディ・ミュージック・グループ「ザ・ドリフターズ」の第5の男、高木ブーは、同僚の加藤茶や志村けんのような芸達者ではなく、丸々と太った体型に膨らんだ顔つきで、存在しているだけでユーモラスな印象だった。が、リーダーのいかりや長介によると音楽の才能は素晴らしかったという。

高木は、コントや舞台の打ち合わせ会議の最中にいつも居眠りをし、夜は大きなイビキをかいて、時には昼でも轟音で周囲の人の眉をひそめさせていた。まだザ・ドリフターズが駆け出しの頃、テレビ番組のスポンサーとの会議の席に、いきなり大きなイビキがとどろき渡り、見ると高木ブーが騒音源だった。怒ったスポンサーが番組を降りてしまい、企画が流れたことがあるという。

肥満に伴う居眠り病の「ピックウィック症候群」を新聞記事で知ったいかりや長介が、高木に専門医を受診させたところ、果たしてこの病気であった。高度の肥満に伴う睡眠時無呼吸症候群のことである。喉の奥の空気の通り道、つまり気道を開くような器具をつけたらスッキリし、快眠で居眠りも減った。しかし、その器具の装着が面倒臭かったようで、長くは続かず、居眠りもイビキも元に戻ってしまったという。

睡眠時無呼吸症候群

「睡眠時無呼吸症候群（ピックウィック症候群）」は比較的近年になって一般に知られるようになった病名で、文字通り睡眠中に呼吸が止まってしまう状態である。〝オンディーヌの呪い〃もこのカテゴリーの中に入るが、ほとんどは気道、つまり鼻から肺に至る空気の通り道が塞がってしまうことによるものだ。

仰向けで睡眠中に、喉や舌の筋肉の緊張が弱まり、舌の根元の方、舌根《ぜっこん》と呼ばれる部分が喉の奥の方に落ち込んで（舌根沈下）、気道を塞いでしまって呼吸が止まる。しばらくして息苦しくなり、それで目がさめて、ちゃんと呼吸を始める。そのうちにまた眠って舌根が沈下して呼吸が再び止まる。このようなことが一晩に何回も何十回も、時には100回以上も繰り返し起こる。その結果、十分に睡眠がとれなくなり、日中に眠気に襲われることになる。

日中に眠くなる、つまり居眠りが多くなり、仕事に差し支えてしまう。罹患者の仕事によっては大事故にもつながってきた。1979年にアメリカのペンシルヴェニア州のスリーマイル島で、1986年に旧ソビエト連邦のチェルノブイリで起こった原子力発電所の炉心メルトダウンの事故は、それぞれ睡眠時無呼吸症候群によるオペレーターの居眠りないしは注意力低下がもたらした事故だと言われている。

また、1980年にアラスカの海岸で起こったタンカー「エクソン・バルディーズ号」の座礁事故は、原油が大量に流出して史上最大とも言われる環境汚染を引き起こしたが、これも睡眠時無呼吸症候群の航海士が居眠りした結果だ。日本では2003年に、山陽新幹線の運転士が居眠りしていて、所定位置の手前で急停車してしまい、睡眠時無呼吸症候群が知られるようになった。

そのような人はイビキをかく。舌根沈下などで細くなった気道を空気が通る時に出る音が、その部分や周囲の空間と共鳴して大きな音となるのだ。旅行や合宿などで、イビキの大きい人と同じ部屋になるのは運が悪いとしか言いようがない。真夜中に雷鳴がとどろき渡るのだ。

筆者が若い頃、医局の先輩たちと一緒に旅館に泊まり、中に二人ほど大イビキかきがいた。呼吸の周期がちがうので、絶えずガーッ・ゴーッと響いていて、しかも、それぞれのイビキが途絶える。息が止まったと思って心配すると、数十秒経ってまた復活する。そして、何分かに1回の割で、二人のイビキが同調して、けたたましく鳴り渡っていた。その晩は朝まで眠れず、ライオンの群れの中か、騒音地獄にいた気分であった。

太ると脂肪で気道が細くなる

イギリスの文豪チャールズ・ディケンズの小説『ピクウィック・クラブ』に、いつも居眠りをしている太った少年がいることから、肥満に伴う睡眠時無呼吸症候群を「ピックウィック症候群」ともいう。ザ・ドリフターズの高木ブーはまさにこれだったようだ。太ると喉の周囲の組織にも脂肪がついてきて、つまり皮下脂肪ならぬ粘膜下脂肪で気道が細くなり、睡眠中に気道閉塞が起こりやすくなるのだ。

気道閉塞による睡眠時無呼吸症候群は肥満だけが原因ではない。喉の入り口の左右にあるリンパ組織、扁桃腺が肥大しても気道が狭くなる。

筆者の病院のドクターが風邪をひき、喉を診た時、くるみの実が左右に並んでいるようで扁桃腺がものすごく腫れていた。両方の間隔が2センチもなかった。聞くと、案の定、よく居眠りをし、通勤で高速道路を走っている最中も眠くなって、15分かそこらしか運転できない。

これは危ない、放置すると居眠り運転で大事故を起こす。そこで、大人の扁桃腺摘出には多少のリスクがあるが、説得したところ彼は一念発起して手術を受けた。すると、快適なドライブで通勤できるようになり、病院の会議での居眠りもなくなった。

このような気道閉塞が原因の睡眠時無呼吸症候群の治療としては、睡眠中に鼻マスクを着けて空気を一定の圧力で送り続ける、持続陽圧呼吸療法が有効だ。それよりも何よりも、太らないことが重要だ。よく体を動かして働き、ダイエットに努めるかしてシェイプ・アップを心掛けよう。

〝メル・ファーラーの呪い〟の方がふさわしい?

オンディーヌのような、ひたむきな妖精を演じるのは天性の女優だ。ニューヨークの舞台では、イギリスから渡ってきた元バレリーナのオードリーだったし、日本では昭和40（196

5）年頃に、まだ初々しかった加賀まりこが、劇団四季で可憐なオンディーヌを演じてメジャーな存在となった。ちなみに、ハンス役はブロードウェイではメル・ファーラー、四季では北大路欣也だった。メル・ファーラーは後にオードリーと結婚している。だから、呪われて当然だ。

写真を見ると、二人のオンディーヌはいずれも水も滴るようで、まさに水の精だ。オンディーヌはもともとはライン川流域のニンフだったようで、ドイツ民話での名前はウンディーネである。200年くらい前にフーケという作家が、16世紀のスイスの錬金術師パラケルススが書いた、地水火風の精に関するラテン語の古文書をもとに書き直した。フランス人のジロドゥが物語をさらに深めて戯曲にし、その際に意識しないと呼吸ができないという〝呪い〟までも考え出した。そして、そのような病気が本当にあったのだ。

パラケルススは医学史にも名前を残しており、自分の体験から病気を5種類に分類した。すなわち、環境に由来する病気、毒物に由来する病気、体質に由来する病気、精神に由来する病気、それに神に由来する病気だ。最後のカテゴリーの中に、当時は病態が明らかでなかった感染症や脳血管障害などが含まれるのはやむをえない。これ以外は、今日でもうなずける病因論だ。

眠ると呼吸が止まってしまう先天性中枢性肺胞低換気症候群も、当然〝神に由来する病気〟

であったにちがいない。パラケルススも、自分の文献がもとになって、摩訶不思議な病気が〝オンディーヌの呪い〟と命名されるとは想像もしなかっただろう。

オードリー・ヘップバーンは、メル・ファーラーと共演した1954年に結婚し、一児をもうけたが、1968年に二人は離婚している。メル・ファーラーの女性関係が問題だったという。その後、オードリーは再婚し、また離婚した後、銀幕から距離を置いて慈善事業に専念し、ユニセフ親善大使などを務め、1993年に虫垂ガンで亡くなった。享年63歳。残念ながら、メル・ファーラーは世の多くの男性を失望させた上に、妖精そのものの彼女を裏切ったにもかかわらず、水界の帝王の呪いはかからず、90歳まで生きた。

それにしても、可憐でひたむきな水の精の呪いという命名はオンディーヌに気の毒だ。悪いのは変心したハンスであり、〝メル・ファーラーの呪い〟とでもすればよかったのだ。もっとも、病名のインパクトは下がってしまうが……。

＊1―ジロドゥ著、内村直也・鈴木力衛編『ジロドゥ戯曲全集 第5巻』白水社、1958年

唄を忘れた詩人と、チキンなギャング
——梅毒

二人をつなぐ神経の病

『唄を忘れたカナリヤ』という唱歌がある。大西洋のカナリア諸島原産で、高い声が素晴らしいカナリヤだが、さえずらなくなるとただの黄色い小鳥だ。

歌えなくなった歌手は失業するしかない。もっとも、ルックスでタレントを続ける人もいるし、中には歌わない方がよいアイドル歌手もいる。

では、言葉を忘れた詩人はどうだろうか。19世紀フランスの先駆的象徴主義の詩人、ボードレールは言葉を失った。

一方、20世紀のアメリカで暗黒街の帝王と言われたギャングのボスも、後には刑務所の中でチンピラに小突かれるようなチキンになってしまった。チキンには食材や料理だけではなく、臆病者の意味もある。

この二人、歴史の中では全くちがった存在だが、病気の源は同じだった。

ボードレールの『悪の華』

シャルル・ピエール・ボードレールは1821年、裕福な官吏の息子としてパリで生まれたが、幼い頃に父が亡くなり、ほどなく母は再婚した。彼は幼くして大きな喪失感を味わうことになった。

幼少時には大変な秀才で、ラテン語詩作の全国コンクールで入賞している。が、18歳で超難関の大学入学資格試験に1回で合格したにもかかわらず、厳格な継父オーピック将軍への反発などから、感性に任せるままに学業を放棄して自由奔放な生活を始めた。非常に放埒な生活だったようで、わずか2ヶ月の間に実父の遺産の半分を使ってしまい、以後、いわゆる準禁治産者として自分で財産を処分できなくなってしまった。23歳の時のことである。

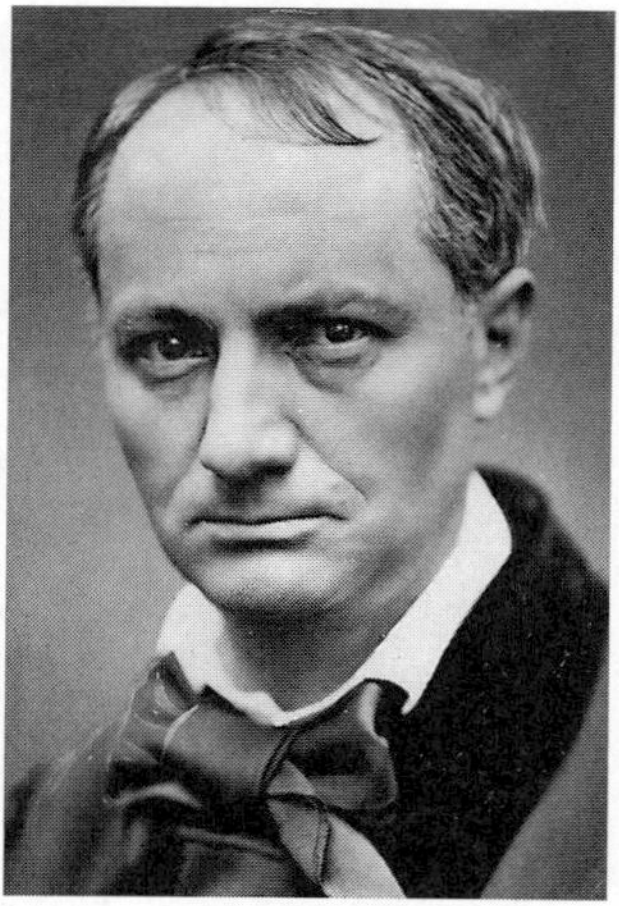
シャルル・ボードレール(写真:Roger-Viollet/アフロ)

それからは経済的には苦しみながらも、詩作や文芸、美術評論の活動を始めた。ドラクロアをはじめとするロマン派をとりあげ、美術評論家第一号とも言われている。アメリカの短編小説作家、エドガー・アラン・ポーの作品をフランス語に翻訳し、高い評価を受けている。詩は早くから書いており、1857年に詩集『悪の華』を発表している。象徴的な近代詩である。

肌もあらはの姿にて、わが心根《こころね》を知りたれば、
恋しききみは　琳琅《りんろう》と鳴る宝玉のみ身に佩《お》びて、
（中略）
炎《も》ゆる焔の息づきの　息吹《いぶき》をあぐる折々に、
琥珀《こはく》色濃きこの皮膚を　血汐の色に染めたりき。

（『悪の華』「宝玉」[*1]）

20歳前には梅毒に感染

しかし、耽美的に性愛をうたう詩は、当時としては前衛的すぎた。非道徳的で公序良俗に反するとして、「宝玉」を含む6篇の削除を命ぜられ、罰金を科せられた。だが、イギリスに亡命中の文豪ヴィクトル・ユゴーは「あなたの『悪の華』は星のようにまばゆく輝いている」と絶賛の手紙を詩人に送っている。

時代の流れとともに、彼の耽美主義は評価され、死後80年以上も経った1949年にこの判

決は無効となったが、墓に布団を着せるようなものだった。

感受性豊かで、いわば破滅的な生涯を送った芸術家の常として、ボードレールにも女性遍歴があり、その折々の経験、感情が『悪の華』の中で輝いている。しかし、早熟な彼は18、19歳で梅毒に感染したと言われている。30歳すぎには神経痛、関節痛、胃けいれんなどの症状に苛まれ、アヘンやエーテルで抑えようとしていた。

当時、麻薬は普通に薬として使われており、彼はアヘンや大麻についてのエッセイも書いている。『悪の華』の中には「病気の詩の女神」という、鬼気迫る詩がある。

哀れな私の詩の女神よ、今朝は一体　どうしたの。
あなたの窪んだ両眼は　夜中の幻《まぼろし》で一杯だ、
お顔の上には　冷やかで無言の　狂気と
恐怖とが、交る交るに　広がってゆくのが見える。

（『悪の華』「病気の詩の女神*1」）

「クレ・ノン（畜生）」と言いながら46歳で他界

1860年1月、38歳のボードレールは歩行中に脳溢血のような感覚に襲われた。その2年後、彼は次のような記述をしている。[*2]
「今では常に眩暈《げんうん》があり、今日一八六二年一月二十三日、私は奇妙な警告を受けた。痴呆の翼の風が私の上を吹き過ぎるのを感じたのである」
これ以降、彼の健康は衰えていき、アヘンとジギタリス、ベラドンナ、キニーネなどを服用したが、あまり効果はなかった。
1866年3月半ば、滞在中のベルギーの教会で突然眩暈を起こし、階段の上に崩れるように倒れた。それでも、その後は自室の中を危なげな足取りながらも歩き、手紙を口述筆記していたという。3月下旬には2度目の発作で右の手足にマヒが出現し、徐々に悪化して「脳軟化症」になったという。4月14日、母親のオーピック夫人が病床のボードレールと対面した。知人に次のような手紙を書いている。[*2]
「ノン、キ、キというのが息子の発音できる唯一の言葉で、それを声の限りに叫んでいます。(中略)怒っていないときは、人の言うことをなんでも聴いて理解します。私があの子の子供の頃のことをいろいろ話してやりますと、私の言うことがわかって、注意深く聴いています。そのあと返事をしようとすると、それがどう努力してもうまくいかないために苛立つのです。(中略)あの子が理性を失うのは口を利くことができないからです。(中略)常軌を逸した振舞いはまったくありませんし、幻覚もありません」

彼はついに回復することはなく、いつも「ノン・キ・キ」や「クレ・ノン（畜生）」と口にし、１８６７年8月31日、46歳で他界した。

彼の病気は梅毒性血管炎による進行性脳梗塞で、右の手足が動かない右片マヒと失語症である。

かなり以前は、若い人の脳卒中は梅毒性の血管炎と言われていた。右の片マヒと失語症の臨床症状は、第Ⅱ部の徳川吉宗と同じで、左の中大脳動脈領域の血管病変が原因である（徳川吉宗は動脈硬化による）。

暗黒街の帝王カポネ

アルフォンス・カポネは１８９９年生まれのニューヨークっ子、ただし親は貧しいイタリア移民でスラム街育ち。背は低いが横幅があり、ひらべったい鼻にたらこ唇で丸顔、あまり精悍な感じはしないが、暗黒街の抗争では素早く動き、ギャング世界でメキメキと頭角を現した。その闘争の勲章として得たのはスカー・フェイスというニックネームで、向こう傷という意味である。

時代は１９２０年代、アメリカは禁酒法の時代であり、酒の密売ビジネスは暗黒街の巨大利

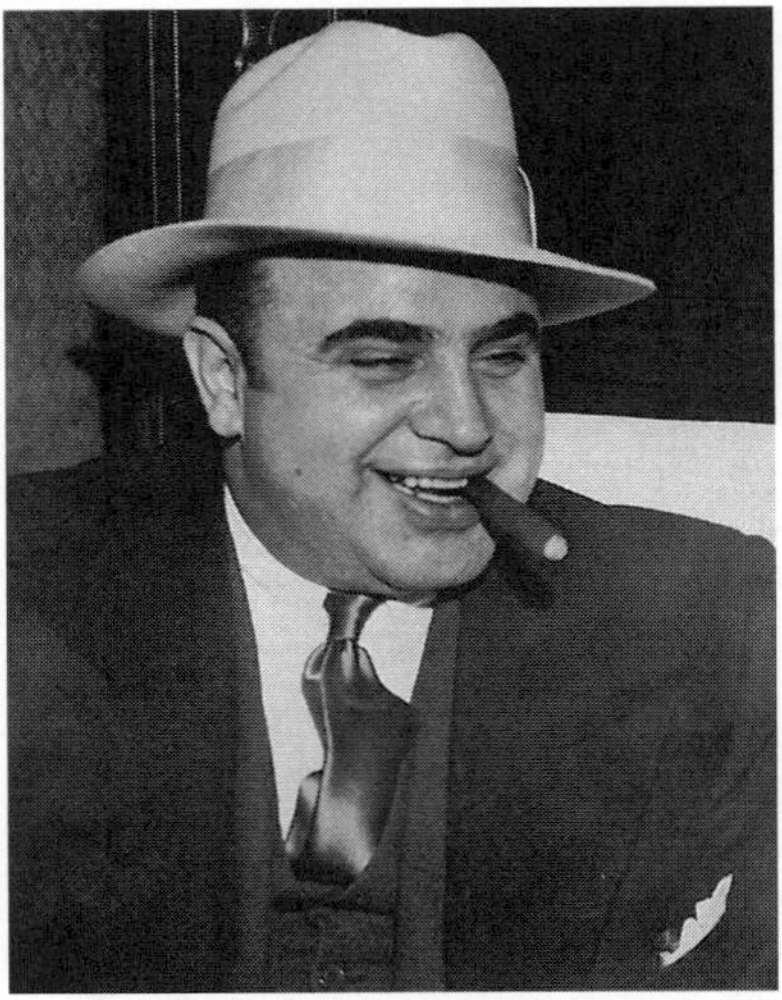

アルフォンス・カポネ（1930年、写真：Photoshot/アフロ）

権となっていた。シカゴに移ってきたカポネは、ライヴァルのギャングを片っ端から倒し、闇酒販売の大ボスとなった。相手と握手して右手を封じながら殺したシェイクハンド・マーダー事件や、警官を偽装した子分に、対立マフィア7人を機関銃でなぎ倒させた聖バレンタインデーの虐殺など、彼の指令で殺された人数は４００人、自ら手を下したのも20人以上という。カポネはさらに賭博、売春、ユスリ、タカリと裏社会ビジネス全般に手を広げていった。

ＦＢＩや警察は必死でカポネを追いかけたが、なかなか尻尾を出さず、うまくすり抜けられていたものの、１９３１年にやっと脱税容疑で逮捕した。カポネは31歳であった。判決は巨額の罰金と懲役11年であり、サンフランシスコ湾に浮かぶアルカトラズ島に収監された。この島の周囲は激しい海流が取り巻き、波間にはサメが泳いでいるとも言われ、重罪犯用の脱走不可能な刑務所である。

12歳の子ども程度の知的能力に

アルカトラズ島でのカポネは、凄味の効いた闇の世界の帝王から一転して、ボーッとして無気力で、よたよたとした足取りで歩き、独り言をつぶやく受刑者に変わってしまっていた。他の受刑者にこづかれるチキンになっていた（弱いものいじめを英語でChicken Pegという）。揚げ句の果てに些細なことでハサミで刺される始末だった。

１９３８年、けいれん発作の後に昏睡状態となり、意識回復後は精神錯乱となったが、数日で回復した。それ以外の時は、従順で知能も正常だが集中力を欠き、論理的な思考力や判断力はかなり低い。誇大妄想の傾向が強く、釈放後の活動について壮大な計画を練っている。時々放心し、神や天使が祈りに応える声が聞こえるが、このような体験を愉快に楽しんでいるなどとカルテに記載されている。また、脳の周囲を浸している髄液の検査では、梅毒の反応であるワッセルマン反応が陽性であった。

１９３９年の釈放後、直ちにジョンズ・ホプキンス大学でマラリアによる発熱療法を、１９４５年にはペニシリンの治療を受けているが、すでに遅かった。彼は家族やかつての部下に守られて平穏に暮らしていたが、１９４６年には、「12歳の子どもと同等の知的能力」だと主治医が述べている。１９４７年1月21日、脳卒中発作を起こし、25日に肺炎で死亡した。48歳だった。

現在では梅毒は治せる病気

梅毒はトリポネーマ・パリドゥムという病原微生物によって起こる、性行為関連感染症である。この細菌は螺旋菌（スピロヘータ）に分類されるので、スピロヘータが梅毒病原菌の代詞になっている。

感染すると局所に痛みのないしこりや潰瘍ができ、また股の付け根などのリンパ腺が腫れるが、症状は長く続かない。痛みがなくて長引かなければ、やれやれなのだがそうはいかない。数ヶ月もすると、全身に赤い斑点が出てきて、楊梅《ようばい》（ヤマモモ）のようだということで梅毒という病名がついた。医学的にはこの斑点はバラの花びらにたとえてバラ疹《しん》という。この斑点も1ヶ月かそこらで消えていく。

このままで済めばいいのだが、体に潜んだトリポネーマ・パリドゥムは長い時間を経て全身の臓器、もちろん脳をも侵していく。疾患としては、血管炎や髄膜炎、ゴム腫と呼ばれる炎症性の腫瘍、脊髄の組織を侵して歩行障害を起こす脊髄癆《ろう》などがある。

特に怖れられ、また偏見の原因となったのは、脳に病原体が侵入し、精神症状を起こす進行マヒである。最初は感情の起伏が激しくなったり、躁状態や誇大妄想などの症状が出たりするが、徐々に無気力となり、やがて認知症状態に陥っていく。若い頃は精力的で異性に対しても積極的な人が、誇大妄想狂になって大ラッパを吹いて周囲に迷惑顔をされているくらいならまだよいが、やがてボケてしまって、なんともしょうがない失禁状態になる。カポネは典型的である。

治療法としては、かつては高体温だとトリポネーマ・パリドゥムが死ぬことから、わざわざマラリアに感染させていた。カポネが釈放後に受けた治療である。抗生物質のペニシリンが出現すると、人々を苦しめてきた梅毒に対する効果的な治療法となり、神経梅毒の症例は激減した。

カポネも最初のペニシリン療法を受けた患者の一人であったのだが、時すでに遅かったようだ。彼は48歳で脳卒中を起こしたが、ボードレールと同じように、梅毒性血管炎による血管障害だったと思われる。

火縄銃より早く日本に入った病原菌

地球規模で、それまで全く接触がなかった人たちが出会った時、文化だけが激しく衝突してまじわっていくのではなく、病気も然りである。それぞれが持っている病気が、免疫がない相手の集団に凄まじい勢いで流行していく。

わが国でも、飛鳥時代には仏教伝来とともに痘瘡（天然痘）がやってきた。江戸時代の末期にインドあたりからきた船が垂れ流す汚物によって、九州を起点にコレラが流行して、何十万人も亡くなったこともある。

コロンブスが1492年に新世界を発見してから、南北アメリカにヨーロッパ人と一緒にやってきた痘瘡や麻疹（はしか）、結核などが先住民の間に広がり、わずかな期間に億単位の人が死んだ。先住民たちはヨーロッパ人を見ると死ぬと怖れていたが、彼らの吐く息や咳の中に病原菌が潜んでいたのだ。その結果、インカやマヤなどの文明が滅んでしまった。

コロンブス船隊は1493年にスペインに戻ったが、その2年後に、当時戦争があったイタリアでバラ色の発疹が出る奇妙な病気がはやった。軍隊について回っている娼婦たちが媒介している不名誉な病気であり、フランス軍は敵方の名前をつけてナポリ病、ナポリ王国軍はフランス病と呼びあった。

1981年にロサンゼルスで見つかったエイズが、あっという間に世界中に蔓延したように、この類の病気は一度はやり始めると思いもよらぬスピードで駆け巡る。1498年、ポルトガルの航海家ヴァスコ・ダ・ガマがインドのゴアに到着するとともにトリポネーマもアジアにやってきて、1505年には中国南部の広東省に広まった。

このやっかいな病原菌は、1512年には日本にきている。これはポルトガル人が火縄銃を手にして種子島にくる30年前のことである。

イギリス王家の悲劇を招いた梅毒

この病気は王様から庶民まで罹り、経過途中での躁状態は、ボードレールのように創作意欲を異常に亢進させて、文化史的には皮肉な貢献もしている。オーストリアの作曲家シューベルトやフランスの小説家モーパッサンなどがそうだと言われている。ドイツの哲学者フリードリッヒ・ニーチェは『ツァラトゥストラはかく語りき』など、後世に残る幾つかの著作を発表したのち、誇大妄想で精神病院に入院して死んだ。

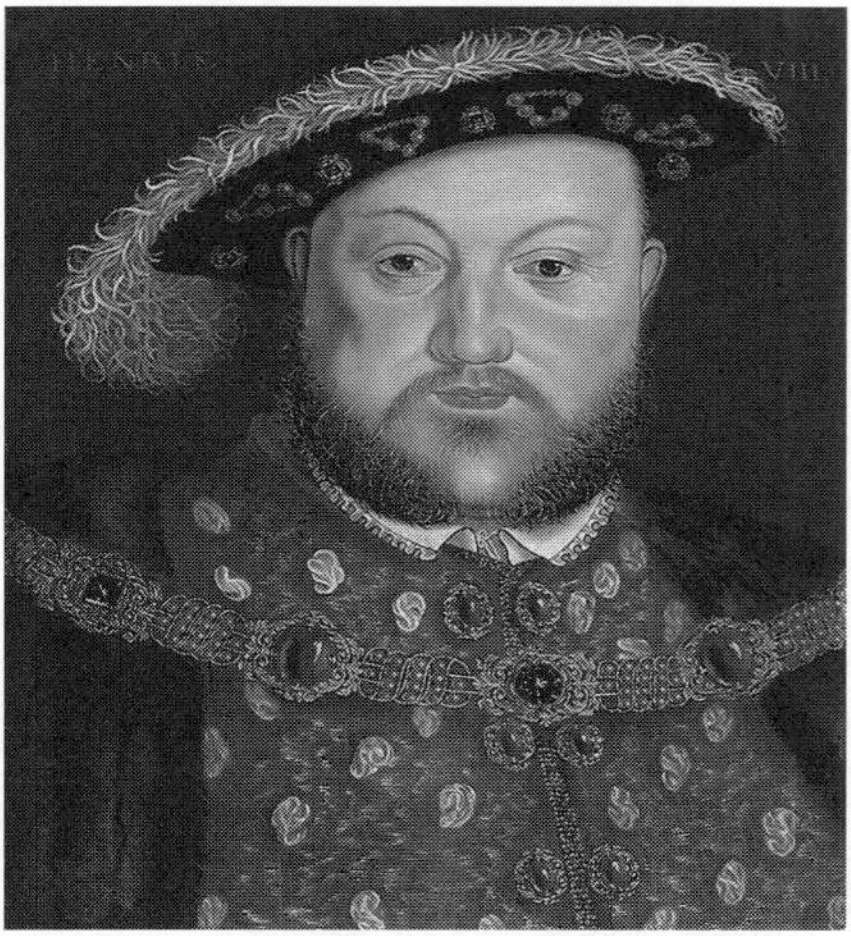

ハンス・ホルバイン『ヘンリー8世の肖像』の模写（提供：Heritage Images/アフロ）

1500年代前半のイギリス国王ヘンリー8世も、新世界から伝来したばかりの梅毒に罹ったと言われている。エリザベス1世の父だ。ヘンリー8世は後継者となるべき王子を産めなかった最初の王妃キャサリンと離婚したが、これを認めなかったローマ教皇と仲違いし、とうとうカトリックから独立してイギリス国教会を作ってしまった。キャサリンはスペイン王女だったので、後に起こる両国間の戦争の遠因ともなった。

キャサリンの死産と流産の繰り返しは、ヘンリー8世からうつされた病気のためだとささやかれている。さらに、誇大妄想と情緒不安定のヘンリー8世は結婚と離婚を繰り返し、王妃をさらに6人も娶《めと》り、そのうち二人は不貞の廉《かど》で処刑している。一人はエリザベス1世の母、アン・ブーリンであった。

コロンブスが持ち帰り、わずかの間に歴史を動かしたのだ。大変な病気である。

＊1―ボオドレール著、鈴木信太郎訳『悪の華』岩波書店、1961年
＊2―クロード・ピショワら著、渡辺邦彦訳『シャルル・ボードレール』作品社、2003年

天才ゴルファーの挫折
——脊髄空洞症

グランド・スラムを勝ち取った男

アメリカでも日本でも、政治家はゴルフが好きなようだ。ドナルド・トランプ大統領と安倍晋三首相は、訪米訪日のたびにゴルフ場で交流している。太平洋戦争終戦から12年後の1957年、訪米した岸信介首相とアイゼンハワー大統領のゴルフ外交をニュースで見て、幼かった筆者は政治家・イコール・ゴルファーと思ったものだ。

晴天の朝、青々とした芝生の上で思い切りクラブをスウィングし、ジャストミートした白球が直線的な弧を描いて200ヤード以上も向こうのフェア・ウェイを目掛けて飛んでいく。クラブヘッドの芯がボールを捉えた時の壮快感、グリーンでカップインをねらう緊張感、これらはゴルフの魅力にちがいない。そして、政治家や大企業の経営者などには、ゴルフは大事な社交と交渉の場のようだ。

そのゴルフがスポーツとして定着しつつある20世紀前半、アマチュアながらも現在のタイガー・ウッズ並みに天才と言われたゴルファーがいた。28歳で全米と全英双方のオープンおよびアマチュアで優勝し、ゴルフにおけるグランド・スラムを勝ち取ったほどのプレーヤーだったが、若くして引退。その後もマルチな活動を続け、マスターズ・トーナメントを創設するなど活躍したが、次第にゴルフのできない体になってしまった。彼を襲った脳神経内科の病とはどのようなものだったのだろうか？

マルチに活躍したボビー・ジョーンズ

ロバート・T・（ボビー）ジョーンズ・ジュニアは、1902年にジョージア州アトランタに生まれた。名作『風と共に去りぬ』の舞台となったアメリカ南部の都市である。

6歳でアトランタの名門ゴルフ・クラブである、イースト・レイクのチルドレン・トーナメントに出場してゴルフ人生の第一歩を踏み出し、2年後にはパー73の同コースを80で回るほどに成長していた。14歳でジョージア州のアマチュア・チャンピオンになり、全米アマチュアの最も若い出場者になっている。まさに天才ゴルフ少年である。

第一次世界大戦後の1923年、弱冠21歳で全米オープンに優勝したのを皮切りに、メジャー・トーナメントを制覇していき、1930年には12のオープン・チャンピオンシップに出て11回勝利し、グランド・スラムの栄光を獲得した。現代のプロ・ゴルフの感覚では少ない試合数だが、80〜90年も前のことだからテンポのちがいは仕方ない。

28歳でグランド・スラムを手にした直後に、彼は突然ゴルフ競技から引退した。若くしてゴルファーとしての絶頂に達したので、新たな人生観が開けたのだろうか。実はプレー上の問題で、スウィングのタイミングがうまくとれなくなってきたのだという。後の病気につながる健康問題の先触れかもしれない。

彼はハーバード大学などで学んだ弁護士でもあったので、法律家としての仕事を通してゴルフの普及に努めていった。何冊ものゴルフの本を書き、オーガスタ・ナショナル・ゴルフクラブのコースを設計し、マスターズ・トーナメントを創設して、その会長にもなった。ただ、ゴルファーからの引退後だったので、彼のグランド・スラムの記録にはマスターズ・トーナメントは含まれてはいない。

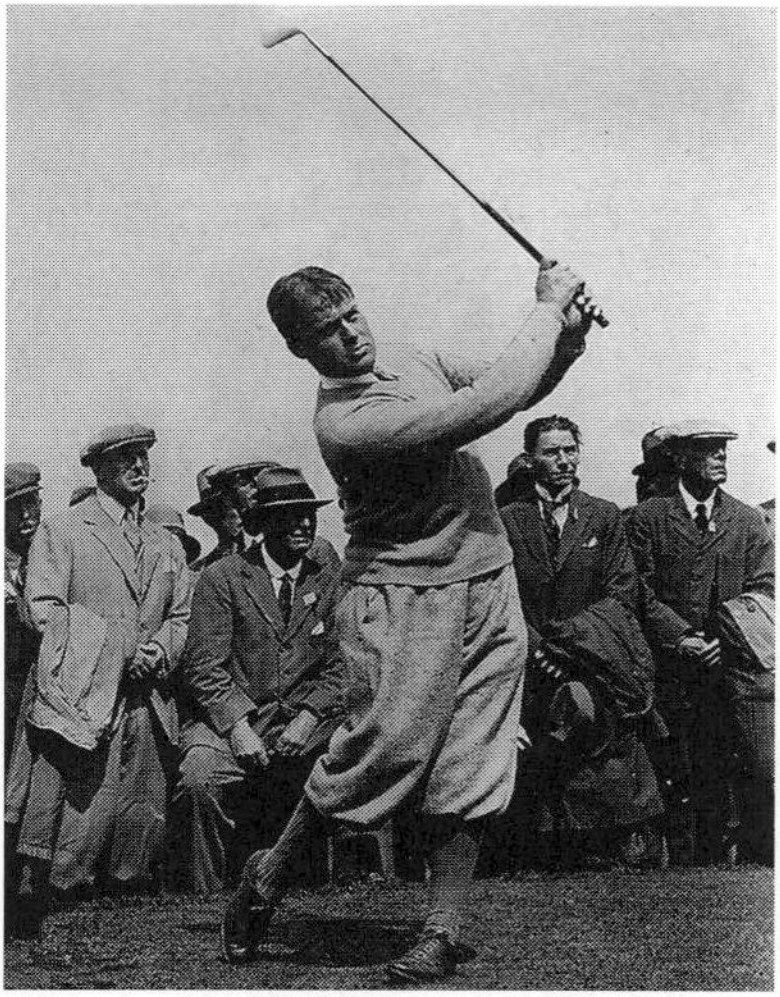
ボビー・ジョーンズのアイアンショット（1930年、写真：Ullstein Bild/アフロ）

ところが、彼の順調な人生の先には病魔が待っていた。1950年に再会した幼友達の女性ゴルファーが目にしたのは、装具を着けて介助されながら歩いているボビーの姿であった。

指が焦げても分からない

ボビー・ジョーンズは、若い頃に大怪我やけいれんを経験している。少年時代には金属製のごみ箱に、頭から激しく突っ込んだ。次は24歳の時で、全英アマチュア選手権の最中に、首のけいれんで手が上がらず、試合を放棄したことがある。そして27歳の時、アトランタのゴルフ場でプレーの最中に雷雨にあい、あわててクラブハウスに逃げ込んだ。その瞬間にクラブハウスの煙突に落雷し、崩れたレンガが彼の頭や肩にシャワーのように降りかかってきた。

ボビーは引退後、徐々に手足の感覚が鈍くなり、よろつきを自覚しはじめた。手がしびれて腕はビリビリとし、趣味のフィッシングでは手に釣針を刺しても痛みを感じず、自分の目で見るまで気がつかなかった。ある時など、ボビーがシガレットを手にしながら話していると、肉の臭いがし、見ると指が焦げていたという。それでも本人には痛みも灼熱感もなく、気がつかなかった。

46歳の時、足を引きずりながら最後のマスターズに参加したが、27オーバーで51位であった。ついにアトランタのエモリー大学病院を受診し、頸椎の病気として第4、5、6頸椎の、棘状に変形した骨(骨棘《こつきょく》)の切除術を受けた。だが、右腕の筋肉の軽い萎縮と右足のしびれは回復しなかった。

数年のうちに左側にも同じようなしびれが出現し、54歳の時に、ニューヨークのコロンビア・プレスビテリアン・メディカル・センター神経研究所を受診し、メリット博士が脊髄空洞症と診断を下した。このメリット博士は有名な脳神経内科医で、世界中の脳神経内科医の必読書となった教科書を書いた人だ。かつて、筆者も医者になったばかりの頃に、英語の原書を持ち歩き、読んだ箇所にやたらにアンダーラインを引いて本に貫禄をつけ、自己満足に浸った記憶がある。

「ベストを尽くしていこうと決めたのだ」

ボビーは、極めて稀で治療法がない病気と診断され、もう趣味としてもクラブを握ることはなかった。しかし、人生をあきらめずに、弁護士として、ゴルフ界の先達として生きようとした。次のような彼の言葉が残されている。

「僕はこの病気をまだ受け入れることができない。毎日戦っている。最初は、この病気に罹ったということに非常に怒りを感じた。そしてもう生きていたくないと思ったことが何度もある。しかし、僕は生き続けてきた。で、どう生きるべきかという問題に直面しなければならなかった。そして、できるだけのベストを尽くしていこうと決めたのだ」

運転手兼介護人を雇って、自分の弁護士事務所に通い、特製クッションの椅子で、テニス・ボールにテープで固定したペンでサインをする毎日となった。手の感覚はほとんどなくなり、動きもぎこちなくなっていた。それでも、趣味のフィッシングは続け、工夫した専用ボートに座り、傷だらけで変形した手で釣りをしていたという。まだ少年だったジャック・ニクラウスが、ボビーに「君はゴルフの筋がいい」と言われて感激したという話も残っている。

1971年12月18日、ボビーは眠りながら静かに亡くなった。70歳の誕生日の3ヶ月前である。

脊髄空洞症

メリット先生の診断を覆すなどという、おそれ多いことはできない。メリット先生はご自分の経験をもとに、臨床症状から診断をつけたのだろうが、今日ならば脊髄のMRI検査で空洞の部分を画像で確認できる。

脊髄空洞症はその名前のように、脊髄の中にすき間ができてしまい、それが拡大していく病気である。頸の部分の脊髄、頸髄の典型的な例だと、極めて特徴的な臨床症状から、MRIのない時代でも診断をつけることは可能だった。宙づり型感覚障害といって、左右の上肢の痛みや、熱い冷たいなどの感覚がなくなるのだが、その上の部分の首や、下の部分の胸などの感

脊髄空洞症

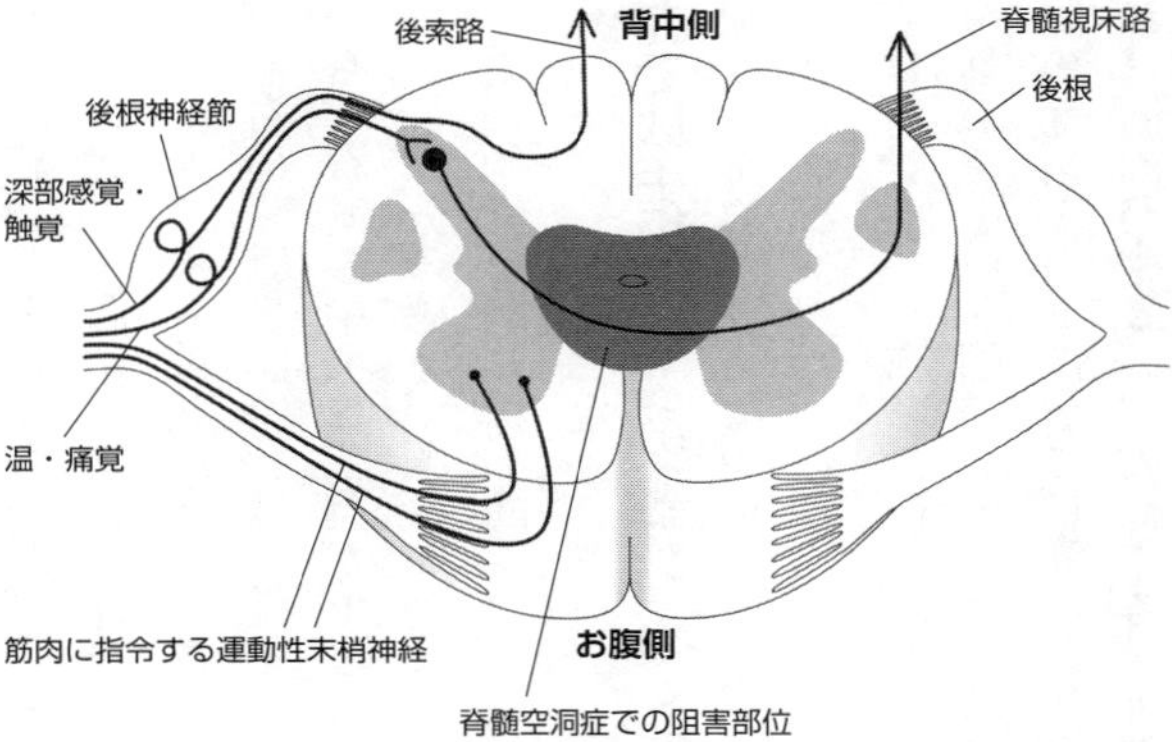

脊髄の後索路から脳に伝わる、深部感覚（手足の位置や動きの速さなどの無意識の感覚）や触覚は障害されないが、脊髄の中心部を通って反対側へ行く温・痛覚はなくなる。

宙づり型感覚障害

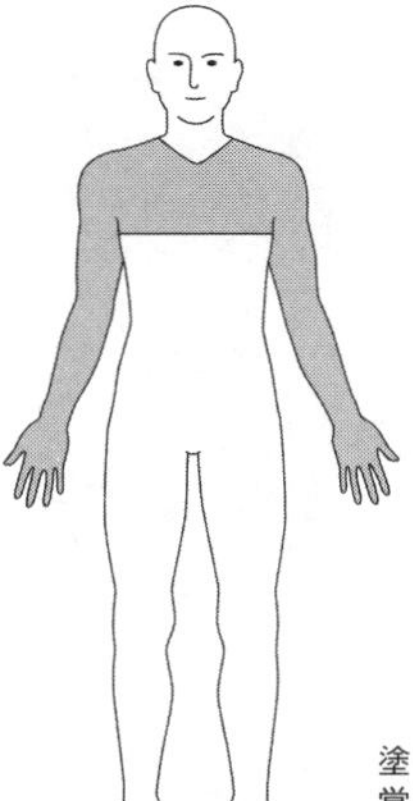

塗りつぶし部分の温・痛覚がなくなるが、触覚は正常のまま。

覚は保たれているというものだ。

これらの痛みや温冷の感覚の神経線維は、脊髄の後方から入った後に、脊髄の中央を通って反対側の前方にある前側索という感覚の通路部分に行き、そこから脳へ感覚を伝えていく。つまり、左右の痛覚や温冷覚は脊髄をたすき掛けのように交叉して伝わっていくのだ。

だから、脊髄の中央に空洞ができると、神経線維が交叉部分で途切れてしまい、その神経が伝えている部分の感覚が脳に届かなくなり、痛くも熱くもなくなってしまう。こうして、ボビーも、手に釣針を刺しても痛くなく、タバコで指が焦げても気がつかなかったのだ。

現在では手術で髄液の流れを良くする

空洞は徐々に大きくなったり、上下に伸びたりするので、感覚障害の範囲が広がり、さらに症状が出てくる。

脊髄は背骨の中にある神経組織で、体からの感覚を脳に伝えているのと同時に、手足などの筋肉を動かせという脳からの指令を体に伝えている。

脊髄の前角という部分には筋肉に指令を出す神経細胞が集まっているが、空洞がここにまで広がれば筋肉がマヒし、萎縮する。大脳皮質にある運動野の神経細胞からの指令が、前角の細胞に伝わっていく、その伝導路である側索（筋萎縮性側索硬化症、ＡＬＳで侵される部分だ）

に空洞が及べば、足が突っ張ってマヒしてしまう。ボビーの足が不自由になっていったのも、このような経過だったのだろう。

また、脊髄の中には、血圧や排泄、発汗などの調節をする自律神経細胞があるが、その部分に空洞が広がれば、血圧が下がったり、失禁や垂れ流し、汗が出なくて皮膚が弱くなったりするなどの厄介な症状も出てくる。

子どもが脊髄空洞症に罹った場合は、筋肉の障害が左右アンバランスになりがちで、背骨が曲がってしまう側弯《そくわん》になることがよくある。逆に、その側弯を装具や手術で矯正してやると、空洞が縮小することもあるという。

原因としては、先天性の奇形から起こるものが多いのだが、脊髄の外傷や髄膜炎、出血、腫瘍などによることもある。ボビーに奇形があったかどうかは分からないが、少年時代や若い頃に、ごみ箱の中へ頭からダイビングしたり、レンガのシャワーを浴びたりして、外からの力が加わって脊髄が歪み、組織に小さな断裂ができて、それが大きくなっていった可能性は否定できない。

現在の治療としては、頭から首に移行する部分、後頭部の盆の窪のあたりの空間を広げて、髄液の流れを良くして、脊髄の中に液体がたまらないようにする、大後頭孔減圧術などがある。

痛みは体の緊急信号

怪我をした時や火傷をした時、それに歯医者さんにかかる時などは、痛みという感覚がなければ、どんなにいいだろうと思うのは、筆者だけではないはずだ。この本を読んでいる人も、きっとそうにちがいない。しかし、痛覚がないと、ボビーのように釣針が刺さっても、タバコの火で指が焦げても気がつかないことになる。これは大変な事態である。体のどこかで起こった緊急事態を告げるアラートの装置が作動しないということなのだ。痛みは緊急信号なのである。

実際のところは、いつも体のあちらこちらから、強弱さまざまな痛みの信号が脊髄に届いているらしい。だが、これらの痛覚情報をそのままストレートに脳に伝えると、脳は警報の多さにパニックに陥ってしまうという。体中が始終痛くて痛くてたまらない状態だ。

以前、大きな事故が夜中にあり、朝になって知らされた首相が激怒し、これからは政府に届いた事故災害の情報は全てすぐに知らせるようにと命令したことがある。すると、一晩中、引っ切り無しに、日本中のちょっとした事故や火災まで報告されるようになり、首相は睡眠不足になってしまったという。そのような噂があった。

それらの情報が本当に警戒すべきものかどうかをきちんと判別しなければならない。今は、内閣府の役人が、首相の耳にすぐ入れなければならない大事な情報かどうかを判断しているという。同じようにヒトの感覚系でも、重要な痛みの信号を選ぶシステムがあると考えられていて、ゲート・コントロール・セオリーと呼ばれている。

痛みを和らげる鎮痛薬も、以前は炎症を抑える薬が主役だったが、痛みの伝わり方や抑え方などの脳内のメカニズムが分かってきて、いろいろな薬が使われるようになってきている。

フォークソングの父を襲った神経難病
——舞踏病

ボブ・ディランの「最後の英雄」ウッディ・ガスリー

アメリカの音楽というと、南部の黒人の間から発生したジャズがあり、西部開拓民や白人労働者から生まれたフォークソングがある。フォークソングは歌いやすく、イージーに流れるようなメロディーにも独特の哀愁があり、この国の歴史や社会にある光と影を紡ぎ出しているようだ。

2016年のノーベル文学賞は、フォークソングの大御所、ボブ・ディランが受賞した。そのディランが「私の最後の英雄だ」とも言って仰いでいたのはウッディ・ガスリーである。そこにはある神経難病の悲惨な歴史が隠されていた。

ガスリーの歌には一つの思い出がある。1980年代に、筆者はアメリカに住んでいた。幼かった子どもたちは、全く英語が喋れないままで現地の小学校や幼稚園（キンダー）に通い始めた。

しばらくしてキンダーで何をしているのかと娘に尋ねたところ、「ウロウロしている」と言われ、不憫さで熱いものがグッと胸に迫ってくるのを感じたものだ。娘は続けて、「先生がエビディと言ったら、みんなと同じことをするんだ」と言う。ハテナと考え、エビディはeverybody、みなさんの意味だと分かった時には、子どものたくましさを思ったものだ。

ある時、子どもたちが学校で習ってきたと、調子の良いリズムで、うきうきするようなメロディーを歌い始めた。耳を傾けながら、これならこの子たちも大丈夫と思ったものだ。

This land is your land, this land is my land.

From California, to the New York Island...

いかにもこの国のフォークソングらしく、アメリカの大地の広さと、それへの愛着を歌っている。誰もが知っている国民的愛唱歌で、第二の国歌とも言われている。歌い終わって息子が言った。

「この歌を作った人は朝鮮で死んだらしい。He died of Korea と先生が言っていたよ」

その時は、朝鮮戦争か、そんな古い歌かと思ったが、これもしばらく考えてから思い当たった。調べると、その作者とはアメリカのモダン・フォークソングの父と言われ、映画『わが心のふるさと』の主人公、ウッディ・ガスリーである。朝鮮を意味する Korea と全く同じ発音の言葉に chorea があり、神経難病の舞踏病のことだ。ガスリーは、この大変な病気に罹っていたのだ。

ホーボーにまじって西部の農園を放浪

ウッドロー（ウッディ）・ガスリーは1912年に、アメリカのオクラホマ州の田舎で誕生した。その頃は家の羽振りが良かったのだが、1930年代になって暗転した。アメリカは、1929年10月のウォール街の株価暴落が発端となった大不況時代になり、ガスリー家の家業は傾いた。

追い討ちをかけるように、母は体の動きと精神に異常をきたし、あまつさえ住んでいた家そのものが竜巻で飛ばされてしまった。最近は日本でも大きな竜巻は稀ではなくなったが、オクラホマ州などのアメリカの大平原では珍しくなく、映画『オズの魔法使い』のような巨大な竜巻がしばしば起こり、人も家も自動車も巻き上げて、毎年毎年甚大な被害をもたらしている。

ガスリー家の家族はバラバラになり、ウッディはホーボーと言われた移動労働者にまじってアメリカ西部各地の農園をさまよい歩くようになった。ホーボーとは季節労働の職を求めて放浪生活をする人々を目にした、日本からの移民が口にした「あの人たちは方々に行くなあ」というつぶやきが語源だと言われている。

ともあれ、ホーボーの生活は、ノーベル賞作家スタインベックの『怒りの葡萄』に描かれている世界そのものであった。彼らは放浪しながら、目にしたもの感じたものをギターを爪弾きながら歌にしていった。それがカントリー・アンド・ウエスタンやフォークソングの元となったのだ。

そして、ウッディも自ら詞を書き、曲をつけ歌い続けていた。後に、ホーボーとしての漂泊時代の彼を題材にしたのが、アカデミー賞映画ともなった『わが心のふるさと』なのだ。彼の歌声は認められ、1940年、最初のレコードアルバム『砂嵐のバラード(Dust Bowl Ballads)』が世に出た。

ウッディは古い民謡を自分の感性でリニューアルして復活させ、また1000曲以上もの作品を生み出した。シンガー・ソング・ライターのはしりで、『わが祖国(This land is your land)』や『900マイル』などが代表作である。後に病気で歌えなくなっても、ギターを抱えた若者たちが彼の

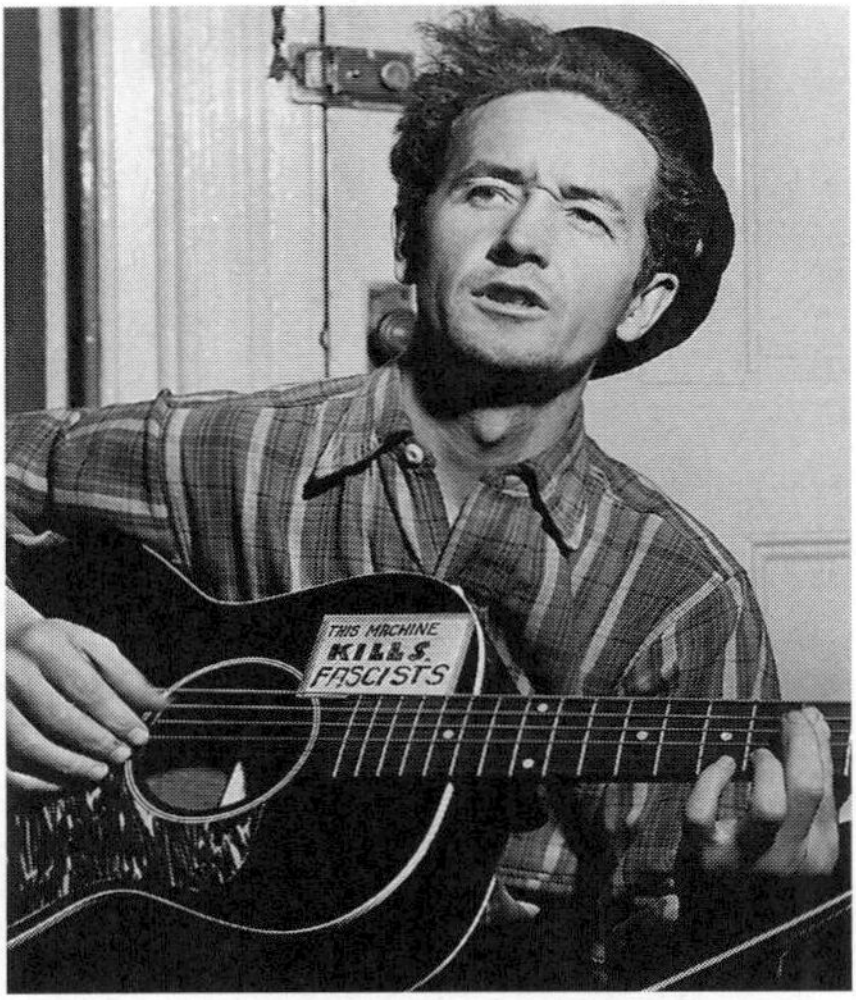

ウッディ・ガスリー(1943年、写真:GRANGER.COM/アフロ)

もとに集まり、ガスリー・チルドレンと言われた。その中にボブ・ディランもいた。

酔っ払ったような体の動き

1945年頃、30歳を過ぎてしばらくしてから、ウッディ・ガスリーはなにかの動作をする時に手足をうまく協調させて動かせなくなり、態度や精神にも落ち着きがなくなり始めた。酒の飲みすぎや、若い時の乱れた生活でうつされた性病のせいだと、彼なりに考えた。しかし、2番目の妻のマージョリーは、全く酒を飲んでいなくてもウッディが酔っ払っているように見えることに気がついていた。

彼は対人関係も気紛れになり、突然、衝動的にある女性とメキシコに行き、マージョリーには離婚届を郵送するような仕打ちさえした。ところが、新生活どころではなく、徐々に体の異常な動きや精神の症状は進行し、歩くことはおろか、まともに喋ることもできなくなった。もちろん、歌手としてもやっていけない。

1960年頃になってフォークソングが見直され、彼に注目が集まったのだが、その頃にはもはや、見舞いにきた客が誰だか分からなくなっていたという。ついには寝たきりになったのだが、メキシコに一緒に逃げた女は彼のもとを去り、妻のマージョリーが戻ってきて、そのような彼を看護した。

1967年10月、ウッディ・ガスリーは入院中の精神病院で、55歳で亡くなった。

遺伝子疾患・ハンチントン病

彼のこうした症状、動作に落ち着きがなくなり、酒を飲んでいなくても泥酔状態のように見えたのは、舞踏病という不随意運動のためだ。不随意運動とは、その言葉の通り、自分が意識していない体の動きのことだ。

進行性の精神症状と、母親にも同様の症状があったことより、親から子に2分の1の確率で遺伝する常染色体優性遺伝の疾患であり、後述するハンチントン病と考えられる。日本では10万人に1人くらいの稀な病気だが、白人ではその10倍ぐらいの頻度だという。CTあるいはMRIで脳の内部にある尾状核《びじょうかく》という部分の萎縮によって診断をつけるが、遺伝子診断で確定する。

舞踏病とは、手足や体などが自分の意思とは関係なく、大きく動いてしまう症状である。安静時でも無意識な異常運動は見られるが、精神的に興奮したり、頭を使ったりした時も出てくるし、なにかの動作をしようと手や足を動かすと、不随意運動がさらにひどくなってオーバーな動きになり、まともな動作にはならない。

古代ギリシャ時代にすでに知られていたらしく、その様子があたかも原始的でグロテスクな踊りのようだというので、ギリシャ語で踊りを意味するコレアと名づけられ、症状名ともなった。

軽いうちは、動作がぶきっちょになったり、話をしている時などに体が動いたりで、落ち着かない印象を人に与える。ウッディの初期症状もそうであった。ギターを抱えて歌っている彼の写真を見ると、首は後ろにのけ反り、口元がやや歪んで不自然な印象である。この病気の症状かもしれない。

パーキンソン病の震えとは対照的

自分の意思ではない動き、不随意運動は、舞踏病のような病的なものだけでなく、誰でも経験するものもある。寝入りばなにピクンと体が動くのはミオクローヌスという不随意運動だし、寒かったり緊張したりすると自分の意思に関係なく手や体が勝手に震えて止まらない。

病的な震えもあり、ヒトラーの項で説明したパーキンソン病の主な症状の一つだが、この病気になった人の脳の中は舞踏病と対照的な病態である。舞踏病では神経伝達物質のドパミンの働きがオーバーになっている。

自動車のオートクルーズにたとえると、パーキンソン病はブレーキが利きすぎで、舞踏病はアクセルの利きすぎという状態だ。筋肉の緊張が強く、体の動きも少ないのがパーキンソン病で、筋緊張は弱くて、動きも大きくて多いのが舞踏病だ。

だから、パーキンソン病の治療薬が効きすぎると、副作用で舞踏病のような不随意運動（ジスキネジア）が現れる。逆に、ドパミンの働きを抑える薬が舞踏病の治療薬となる。

遺伝性ではなく、なにかの病気の一つの症状として現れる舞踏病もある。リウマチ熱による小舞踏病や、妊娠、脳炎、膠原病、脳卒中、低血糖などが原因のこともあり、ドパミンの余分な働きを抑えると同時に元の病気の治療をすればよい。また、抗パーキンソン病剤以外の薬の副作用でも起こることがある。

ニューイングランドの魔女狩り

メイフラワー号が清教徒を乗せてアメリカのニューイングランド地方、現在のボストン近くのケープ・コッドにたどりついてから10年後の１６３０年、イギリス東部の港町からニューイングランドに向かった清教徒の中に、ビューア村出身のある家族が含まれていた。ビューア村あたりの地方は魔女裁判が行われていたという。この家族の家系には、舞踏病と認知症の人がいた。

そして、その後長きにわたってニューイングランド地方では、しばしば魔女狩りや魔女裁判が行われるようになり、犠牲者の中にはビューア村出身の家族の子孫が何人も含まれていた。

宗教的戒律の厳しい清教徒の植民地社会で、敬虔であるべき教会などで異様な動作をしたり、奇声を発したりしたため魔女とみなされて火あぶりにされるなど、迫害されたのだ。

200年以上も経った1872年、ニューヨークのロング・アイランド出身の若い開業医ジョージ・ハンチントンが、祖父の代からの医院のカルテを調べていて、遺伝性で進行性の不随意運動と精神障害の病気に気づき、発表して論文を書いた。

少年時代に父の往診についていって目にした、〝恐ろしい病気〟と言われていたビューア村出身者の子孫の悲惨な症状が強く印象に残ったという。ビューア村の一行の3年後に同じ港からニューイングランドにやってきたサイモン・ハンチントンという人物の子孫である。ジョージ・ハンチントンの論文によって、この病気が医学の世界でも知られるようになり、現在はハンチントン病という名前で呼ばれるようになった。

ハンチントン病の遺伝子の位置が判明

ウッディ・ガスリーは発症後も、レコードの売り上げや著作権料などで莫大な財産があった。彼を看取った2番目の妻マージョリーは、その資産を使ってガスリー・センターを創設し、さらにアメリカ・ハンチントン病協会に発展させ、この病気の患者さんをサポートし、また、研究を援助し始めた。

ジョージ・ハンチントンの発表から100年経った1970年代から80年代にかけて、その協会の研究援助で、母親がハンチントン病だったナンシーとアリスのウェクスラー姉妹が、自分たちの病気をなんとかしようと、活発な活動を始めた。

南米のベネズエラのマラカイボ湖周辺で多発していたハンチントン病を調査し、採血して検体をボストンの研究所に送り、DNA分析を組織的に開始した。4000人から採血し、特別チャーター機で48時間以内にボストンに届けたという。これだけでも、潤沢な資金に支えられた、ものすごいシステムとエネルギーだったことが窺える。

そして、1983年になって、ジェームス・グゼラ博士によって、ハンチントン病の遺伝子は第4染色体の短腕のある部分に存在することが明らかになった。つまり、病魔のアジトが分かったのだ。あまたある遺伝疾患のうち、遺伝子の位置が決定されたのはこのハンチントン病が最初である。

そしてすぐに、ハンチントン病で損なわれるタンパクが明らかになり、ハンチンチンという名前がつけられた。ここまでくれば、遺伝子治療なりなんなりの根本的治療法にすぐに結びつきそうなものだが、それからの道のりは長く、まだ臨床応用にまでは至っていない。

遺伝物質であるDNAは、放射線や紫外線、活性酸素などで壊れやすいので、これを修復するメカニズムが細胞には備わっている。ハンチンチンはこのDNA修復に関わるタンパクで、異常なハンチンチンは細胞を死滅させて病気が発症するのだという。この辺のメカニズムが解明されると、この病気の根本的治療法もできていくにちがいない。

組織的、継続的に病と闘うアメリカの姿勢

アメリカという国はいろいろな面があり、フォークソングに代表されるような素朴でフランク、おおらかな面もあれば、やたらに居丈高になって戦争を起こす怖い面もある。かつてアメリカに住んでいた筆者でも、好き嫌いが混在した複雑な思いを持っている。が、この本で紹介する神経疾患の歴史を振り返ってみると、アメリカの懐は深いと思う。

ウッディ・ガスリーのハンチントン病もそうだが、モハメド・アリのパーキンソン病、ボビー・ジョーンズの脊髄空洞症など、功なり名を遂げた人が不治の病にかかった後、そのことを公開し、積極的にその病気を研究する協会の運営に参加している。元大統領のロナルド・レーガンは妻ナンシーの主導で、アルツハイマー病や乳ガンなどの研究財団を作っている。

これらの人、あるいはその家族は、不治の難病を嘆くだけではなく、その病気との戦いに継続的に参加しているのである。

セクシー女優のフェイド・アウト
――アルツハイマー病

大人気女優リタ・ヘイワース

ハリウッドの隆盛期にスクリーンのトップ・スターの座にあり、第二次世界大戦中は、アメリカ軍兵士たちに最も人気があったピンナップ・ガールがいた。かのマリリン・モンローが駆け出しの頃にあこがれた女優であった。

しかし、精神的に不安定になって映画界のトラブル・メーカーとなり、消えさってしまった。その様子は、往年の彼女を知る人には衝撃的でもあった。

だが、不可解な行動の原因がわかると、彼女の名はある病気の代名詞として、アメリカ社会に記憶されるようになった。レーガン元大統領が自分自身の病気を告白する16年前である。

リタ・ヘイワースは1918年生まれ。170センチに50キログラムとスリムな体型、目鼻立ちがくっきりとした美人で、微笑が魅力的だった。マリリン・モンローが現れるまでは、ハリウッド女優のナンバーワンであり、当時のベストセラーのグラビア雑誌であった『ライフ』

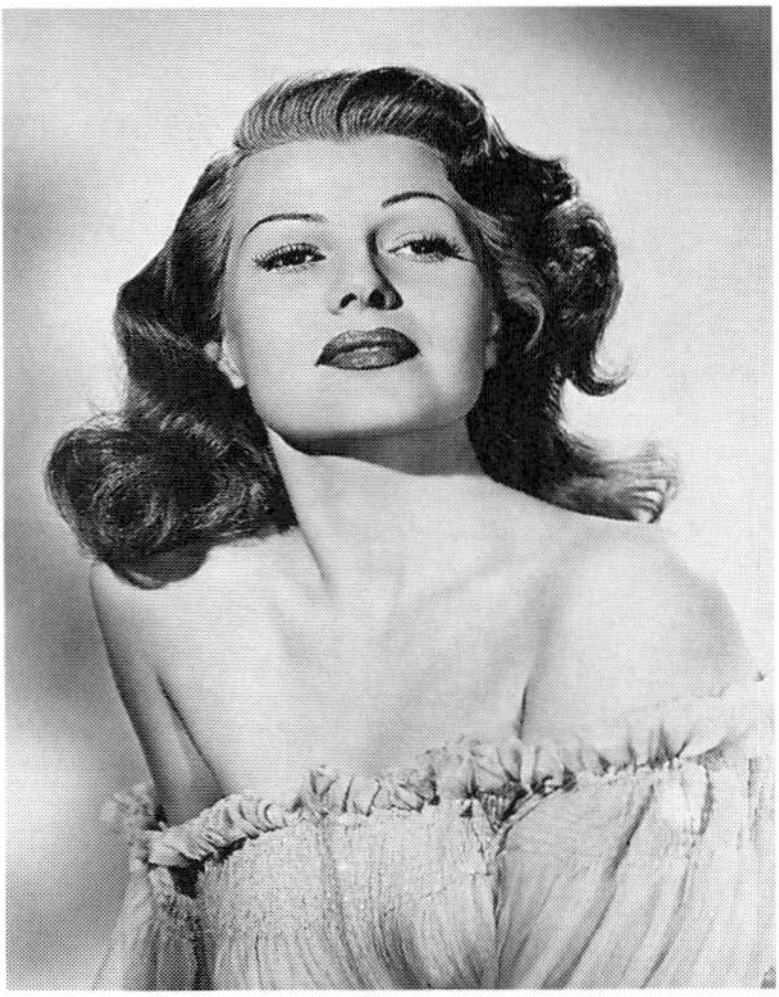
リタ・ヘイワース（1940年、写真：ALBUM/アフロ）

の表紙を４回も飾っている。彼女を上回るのは、フランクリン・Ｄ・ルーズヴェルト大統領だけだったという。

第二次世界大戦中は、アメリカ軍兵士たちに最も人気があるピンナップ・ガールで、赤毛の彼女の水着やネグリジェ姿が人気だった。広島に飛んだエノラ・ゲイ号の操縦桿には彼女のピンナップが貼りつけられ、戦後最初のビキニ環礁の核実験で使われた原爆にも貼られたという。日本人としては、複雑な思いがするエピソードだし、リタ自身もいい顔をしなかった。

１９４１年に映画『血と砂』に出演し、タイロン・パワーが扮する若い闘牛士を翻弄する妖艶な公爵夫人を演じたことで、一躍スターダムに登った。１９４６年の『ギルダ』では、黒いサックドレスで魅惑的な仕草で踊りながら、黒いロング・グローブを脱いだ腕の白さがまぶしく目に残る演技であった。悪女ぶった彼女が一転したラストによって人気が沸騰した。それにしても、抜群のダンスの上手さである。スペインのダンス芸人の家に生まれ、幼い頃からステージでステップを踏んでいたという。

俳優や大富豪と5度結婚

『ギルダ』のスレンダーな彼女のポスターは、半世紀も後の映画『ショーシャンクの空に』(原作小説『刑務所のリタ・ヘイワース』)では、えん罪で終身刑となった主人公の監房に貼られ、脱獄の小道具として使われている。1950年代になって、トップ・スターの座はマリリン・モンローに移り、ショーシャンク刑務所のポスターもマリリン・モンロー、ラクウェル・ウェルチへと替わっていった。

リタ・ヘイワースは私生活では5回結婚した。1943年には『市民ケーン』の監督で、後に『第三の男』に出演したオーソン・ウェルズと結婚している。娘をもうけた後、1948年に離婚し、次の年にアリ・カーンと再婚した。パキスタンのイスラム教徒の総帥で世界一の大富豪と言われたアガ・カーンの息子で、プレイボーイとしても名を馳せていた。

当然、この結婚も長くは続かず、1953年に離婚した。その際、娘のヤスミン・アガ・カーンの親権を巡って激しく争い、リタは100万ドルの和解金を蹴って、娘をキリスト教徒として育てたいという思いを貫いた。彼女は映画界に戻り、さらに結婚と離婚を繰り返していった。ハリウッドでは、男たちは〝ギルダで恋に落ち、リタで目が覚めた〟のだと言われていた。スクリーンでの虚像と現実の彼女との間の落差は大きかったようだ。

娘が目撃した異常行動

幼かったヤスミン・カーンは次のような母リタを覚えている。[*1]

「母は絶えず歩き回り、手をそわそわと動かしていました。信じられないくらい動揺していて、妄想があり、感情は揺れ動いていました。何かが見えるのです。（中略）彼女は取りつかれたように箪笥の中を繰り返し整理していました。どうして母の着物が私の箪笥の中にあるのか、いつも不思議でした。（中略）冷蔵庫や戸棚に行っては、中の物をみな放り出すのです。ぞっとしました」

リタは、母親も酒飲みであったせいか、若い頃からよく飲み、酒癖も良くなかった。オーソン・ウェルズとの結婚中に酒量は増え、リタはしばしば、ディレクターや家族のことで怒り始め、家具を壊し、車に閉じこもり、自殺的な暴走運転をしたという。5番目の夫もアルコール依存症であり、家庭は大変だったようだ。

最後の離婚後の1961年、ニューヨークのブロードウェイでの舞台では、セリフが覚えられず、父親に泣きながら電話した。1963年の映画撮影中にも、セリフがうまく出てこなかった。もともとは、彼女は演技やセリフの覚えはよかったはずだという。このような、異常行動やトラブルは、アルコール依存症によると周囲に思われ、そのため、同世代のイングリッド・バーグマンやキャサリン・ヘップバーンのように、演技派の名女優としての光芒を放つことはなく、映画界からの注目を浴びなくなっていった。

1972年の『サンタマリア特命隊』の撮影では、セリフが思い出せなくなっていた。結局、セリフのワンセンテンス分を撮影しては、次のセンテンスを覚えて撮影していくことを繰り返し、最後にそれらのシーンをつなぎ合わせて完成した。さすがに元名女優だけあって、出来上がりは不自然ではなかったという。が、次の映画ではもうだめだった。

友人を肉切りナイフで追い返す

この年、ディナーに招かれた友人の俳優二人がリタの自宅を訪れると、興奮したリタが肉切りナイフを持って立っていて、「今日は何にもサインしないわよ！」と怒鳴られ、追い返された。それでいて、翌日二人に、なぜ来てくれなかったのかと電話してきたという。前夜は押しかけてきたファンと間違えたようだ。

1976年1月、イギリスのテレビ局に招かれてTWA機でロンドンに向かう途中、彼女は機内で不穏になった。出された機内食を手で払って落とし、他の乗客に大声で怒鳴り、制止する客室乗務員を平手打ちした。異常を聞きつけてヒースロー空港に集まった新聞記者たちの前で強制的に飛行機から降ろされ、ボサボサ髪で憔悴した彼女の写真は世界中に配信された。

マスコミが〝今日のハリウッドで最も悲劇的な人物〟と論評し、ヤスミンが母親の面倒を見るようになった。ヤスミンはオペラを学ぶカレッジを卒業し、ソプラノ歌手を目指していたが、母の介護に専念することにしたのだ。

まずはきちんと医者に診せて、アルコール依存症による精神障害の診断を受けた。入院したアルコール依存症専門病院は、アメリカ東部のコネティカット州にあり、トルーマン・カポーティやエドワード・ケネディ上院議員も治療を受けていた。しかし、断酒をして治療を受けても、リタの精神症状は良くならず、記憶力も悪化していった。この頃のリタは、どの医者も禁酒を勧めるので、診察を嫌がっていたという。

１９７８年、60歳の時に、脳神経内科医が診察し、臨床症状や画像診断から、アルコール依存症ではなく、アルツハイマー病と診断された。ただし、若い頃の症状はアルコール依存症の可能性はあるが……。

リタ・ヘイワース・ガラ

ヤスミンの回想は続く。

「母は自分の心が消されようとしていることを知っていたはずです。亡くなった後、持ち物を整理すると、心が消されることについての本がありました。誰かに会うと『あなたを知っているわ、知っているわ』と言っていましたが、彼女の脳は誰だか答えを見つけられませんでした。荒れ狂う時は、私は本当に空しい気分になって、荒れるのを聞き続け、終わるまでずっと待ちました。できることはそれだけでした。誰にもどうにもできない病気で、救いようのない気分です。私たちもこの病気について知らず、最後の年月は、リタ・ヘイワースの心の平穏だけを願っていました」

荒れ狂う症状は、認知症の患者さんに時々見られる行動・心理症状だ。不安になったり、落ち込んだり、妄想であったり、錯乱であったりする。

ヤスミンは、エンドレスに続く母親の介護に呆然としているだけではなかった。行動力を発揮して、この病の研究や対策を助成するアルツハイマー病協会に協賛し、母の名前を有効に生かして〝リタ・ヘイワース・ガラ〟を企画した。〝ガラ〟とは祝祭のことだが、いわば、ショーである。

もともとヤスミンの父はパキスタンのマハラジャの家系であったことから、上流階級の支持もあったようだ。第1回は、1984年にカトリーヌ・ドヌーヴを招いて開催され、以来毎年行われている。収入は全て、アルツハイマー病研究のために供出され、2015年までに65

00万ドルも集めたという。これによる奨学金で、何人もの若手研究者が日本からも留学した。ヤスミンは、現在、アメリカ・アルツハイマー病協会の会長になっている。

1987年5月、リタ・ヘイワースは68歳で死亡した。最後の数ヶ月間は寝たきりで、何も喋らない状態であった。

訃報を受けて、彼女と同時代の映画人でもあるレーガン大統領は、ステイトメント（声明）を発表した。

「リタ・ヘイワースは、この国の最も愛されたスターだった。グラマーで才能があり、若い少女の時からステージやスクリーンで素晴らしい演技で魅了してくれた。晩年、リタはアルツハイマー病と戦った。彼女と家族の勇気と純真さによる、この病気へのパブリック・サービス（公共奉仕）は、世界中の関心を呼び起こし、この病気治療の希望を与えた。（妻の）ナンシーと私は彼女の死を悼んでいる。寂寥の思いに浸っている。ご家族に深甚な哀悼を捧げたい」

1994年に、そのロナルド・レーガンが、自らのアルツハイマー病罹患を公表するまでは、アメリカにおいてはリタ・ヘイワースがこの病気の象徴であったし、今なおリタ・ヘイワース・ガラを通じて、アルツハイマー病対策の意識向上に大きな役目を果たしている。

アルツハイマー病は奇病ではなかった

アルツハイマー病は、つい30年前まではほとんどの人がその病名を知らなかったが、今ではほぼ誰もが知っている病気である。

1901年に、ドイツのフランクフルト・アム・マインの精神科医、アロイス・アルツハイマーは、51歳の認知症の女性を診察した。彼女はひどい記憶力障害と妄想があり、周囲の状況に合わせて適切な行動ができなかった。5年後に亡くなってから脳を調べたところ、顕微鏡所見に神経原線維変化と老人斑と呼ばれる、普通の人にはあまりない特徴があった。それ以降、若年性の認知症で、脳にこのような異常な所見が多く見られる病気をアルツハイマー病と呼ぶようになった。

リタも40代で不適切な行動があったり、セリフを覚えられなくなったりしたのは、アルツハイマー病が発症したからだと考えられる。年齢的にも、アルツハイマー博士による最初の症例とほぼ同じだ。

かつて、アルツハイマー病は若年発症する特異的な病気とされ、脳神経内科医の筆者も以前は珍しい病気だと思っていた。一方で、年齢を重ねて精神機能が衰えてぼけてしまうことは、誰も不思議に思わず、単に老人性痴呆あるいは脳動脈硬化症と言われていた。解剖すると、脳にアルツハイマー博士の症例と同じ所見があるので、アルツハイマー型老人性痴呆という、回りくどい言い方をしていた。

しかし、なんのことはない、同じ病気であり、たまたま若いうちに発症した人をアルツハイマー博士が診察して、特異なケースとして報告しただけのことだった。

特効薬はないが進行を遅らせる薬はある

アルツハイマー病の最初の症状は物覚えが悪くなることである。そして新しいことが覚えられなくなる一方で、昔のことはいつまでも覚えている。リタもセリフが覚えられなくなっていたし、第II部で述べたように、ドイツのヒンデンブルク大統領も今会った人を忘れても、何十年も前の部下は覚えていた。

病院の外来で診療していると、患者さんからもの忘れしやすくなった、認知症ではないかと、心配して聞かれることがある。質問された筆者も、以前に比べて忘れっぽくなった。そこで、病的か問題のないもの忘れかを見極めなければならない。教科書には、「記憶障害を自覚していて、周囲や自分のことがきちんと分かっていて、日常生活に問題がない場合は良性」と書かれている。まあ、大丈夫そうと、自己診断して安心はしている。

しかし、アルツハイマー病にしろ、他のタイプの認知症にしろ、最初から教科書通りの症状が出ているわけではない。記憶障害が自覚しているだけではなく、他人からもあると言われるが、その他の異常はほとんどなく、年齢よりはやや頭の働きが悪くなっている状態は、軽度認知障害（MCI）と言われている。そのまま悪化せずに経過していく人もいるが、認知症になる人もいる。アメリカのレーガン大統領も在任中から会議に集中できないなど、なんらかの認知障害はあったようだが、その時の主治医はMCIだったと言っている。

このMCIの段階で予防ができるのではないかと、いろいろなことが試みられている。神経細胞を攻撃する活性酸素の影響を和らげる、青魚や赤ワイン、果物などの食物、ウォーキングなどのへビーになりすぎない有酸素運動、趣味や脳トレで頭を使い、生き甲斐を見つけることなどが推奨されている。

アルツハイマー病の原因もまだはっきりしない。遺伝性がはっきりしている一部のタイプもあるが、みながみなそうではない。神経細胞の中での変化が分かれば、根本的治療法が出てくると考えられ、患者さんの病的細胞を再現するiPS技術が期待される。アルツハイマー博士が発見した脳の特徴的な変化、神経原線維変化と老人斑のそれぞれの元となる物質ができないように、あるいは脳にたまらないようにする薬の開発が進められており、期待は大きいのだが……。

「グルタミン酸は脳にいい」は間違い

現在使われている薬は、一つは脳の機能に関わるアセチルコリンという神経伝達物質が分解されないようにするもので、日本のメーカーが最初に開発し、世界中でよく使われている。また、グルタミン酸というアミノ酸も神経伝達物質であり、これが多くなって働きすぎると神経細胞を障害するので、グルタミン酸を抑える薬も使われている。これらは根本的治療ではないが、病気の進行を遅らせると言われている。

子どもの頃、調味料〝味の素〟の成分、グルタミン酸は脳にいいからと、やたらにオカズに味の素が使われた。ほうれん草のおひたしにまで振りかけられた。脳にグルタミン酸が多いと学会で報告されたので、誰かが言い出したらしい。

しかし、今の学説では、グルタミン酸が過剰だと神経細胞は傷ついて死ぬという。昭和20年代、30年代に、味の素信仰の中で育った筆者たちの今後はどうなるのだろう。みんな頭が良くなって今日の日本を支えてきたのか？　今までに増して認知症患者が増えていくことになるのだろうか？

＊1―Lerner BH: When illness goes public – Celebrity patients and how we look at medicine. Johns Hopkins University Press, Baltimore, 2006

「ディーノ・フェラーリ」秘話
――筋ジストロフィー

病院に届くF1のエンジン音

筆者の病院がある鈴鹿は、言わずと知れたモータースポーツのメッカで、F1グランプリなどでワールド・フェイマスの町である。

毎年秋になってF1レースの日本グランプリのシーズンに入ると、試運転やチューンナップするF1マシーンが発するエンジンの轟音が、サーキットから5、6キロメートルも離れたわが病院にも届いてくる。

つい数年前までは、ミハエル・シューマッハが赤いフェラーリのマシーンを駆って、前後10年間も勝利を重ね、エンブレムの跳ね馬のいななきが町中に響き渡っているようであった。

そのフェラーリの一般向けスポーツカーに、ディーノ・フェラーリというモデルがある。ディーノはフェラーリ家の御曹司で、実は、この子はある難病にかかっていたのだ。

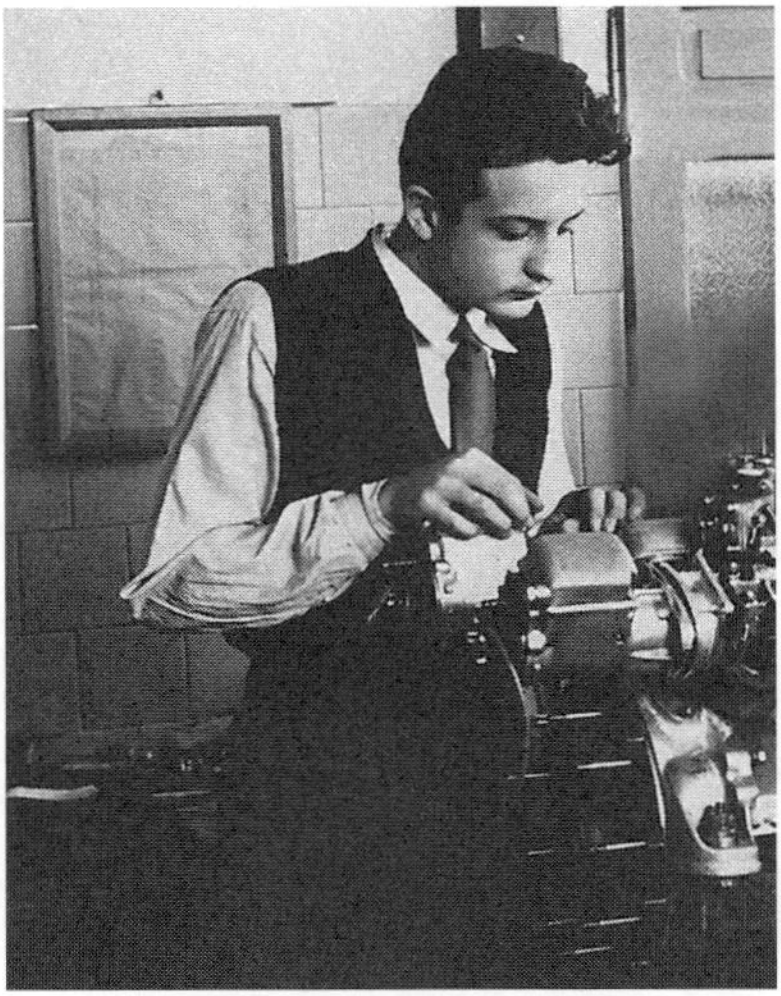

ディーノ・フェラーリ（1955年、写真：ユニフォトプレス）

フェラーリ創業者の息子

幼いアルフレード・フェラーリは、レーシング・マシーンのドライバーを夢見ていた。アルフレードの愛称がディーノである。父のエンツォ・フェラーリは彼が赤ん坊の時からいつも、「お前は大きくなったらモーター・カーのドライバーになって、レースに出て優勝しろ」と語りかけていた。

エンツォは、かつてミラノのアルファロメオ社のテストドライバーをやっていたし、レースで走ったこともある。アルファロメオもイタリアの有名な自動車メーカーだ。しかし、その会社には、エンツォよりももっとカー・テクニックに勝るドライバーがいた。結局、彼はモーター・レーサーの道をあきらめて、アルファロメオのカー・レース・チームのマネージメント会社として、スクーデリア・フェラーリ（フェラーリ厩舎）を立ち上げた。

それでも、しばらくはレースに出て爆音を響かせていたが、３年後の１９３２年にディーノが生まれると、ドライバーからは足を洗った。果たせなかった夢を自分の代わりにその子に託すことにしたのだ。ディーノがハンドルを握り、メルセデス・ベンツにも負けないフェラーリのサポーティング・チームがディーノを支える……。

ところがディーノは体が弱かったのだ。本来ならば遊び盛りの幼児の頃も、いつまでもよちよちとバランスが悪い歩き方で、転ぶとすぐには立ち上がれなかった。どう見てもレーシング・マシーンの過酷なドライビングに耐えられるような体つきになりそうもない。小学校の終わりの頃には、歩くのもおぼつかなくなってしまった。そこで、父のエンツォは方針転換し、ディーノには頭で勝負してもらい、父の会社の跡とりにすることにした。

若くして筋肉が衰えていった

その頃、エンツォはアルファロメオ社と縁を切り、フェラーリ社独自のレーシング・マシーンの製造を始めた。1950年には、第1回のフォーミュラ1（F1）レースに参戦して、翌年には早くも優勝するという快進撃であった。

第二次世界大戦も終わって、世界は明るさを取り戻し、モータースポーツ愛好家も増えてきていた。エンツォは、優勝したマシーンをもとに一般向けのスポーツカーも開発して販売し、ビジネスも好調であった。そこで、ディーノには自分の事業を継いでもらおうと、スイスの学校で自動車工学を学ばせ始めた。

が、ディーノは筋肉が衰えて力がなくなって痩せ、体力がなくなって留学は2年しか続けられなかった。やむなくイタリアに戻し、大学で学ばせてからフェラーリ社に入社させた。そして、経験と知識をつけるために、1500cc、6気筒のV型エンジンの開発チームに加えた。これは後にF2レース車のエンジンとして使われ、さらに後には大型の改良型がF1マシーンにも搭載された。が、これらの完成をディーノが見ることはなかった。

彼はデュシェンヌ型筋ジストロフィーと診断されて入院したが、最期の日の直前まで、病室で技術者と、6気筒エンジンについてディスカッションしていたという。1956年6月、アルフレード・フェラーリは24歳で他界した。

フェラーリ社は、志半ばで若くして逝ったディーノのメモリアル・カーを作った。駆け出しのエンジニアながらも、彼が開発に参加したV型6気筒エンジンを搭載したスポーツカーをディーノと名付けて世に出したのだ。

彼へのメモリアルはそれだけではなかった。エンツォは1978年にミラノ大学医学部の中にツェントロ・ディーノ・フェラーリ（ディーノ・フェラーリ・センター）という研究所を開設した。この研究所は筋ジストロフィーなどの難病の研究と啓発活動をしていて、イタリアにおけるその分野でのメッカとなっている。

ジストロフィーは〝異栄養症〟

筋ジストロフィーは、筋肉が障害されて萎縮し、筋肉の力がなくなっていく病気である。ジストロフィーとは耳慣れない言葉だが、無理に日本語に訳せば〝異栄養症〟で、発達が悪いという意味だ。体格が大きい人を栄養が良い、痩せた人を栄養が悪いと言うのと同じことである。筋肉の発達が悪いので、立ち上がったり、歩いたりすることもできなくなり、手の力も失われ、そしてどんどんと進行していく。

重症型のデュシェンヌ型筋ジストロフィーでは、赤ちゃんの頃に歩き始めが遅れ、いつまでも不安定なヨチヨチ歩きで、10歳頃には歩けなくなって、車椅子生活になってしまう。原則として男の子だけに発症する伴性劣性遺伝の病気である。ディーノはデュシェンヌ型と言われているが、父やフェラーリのエンジニアと一緒にエンジンを囲んでいる20歳頃の彼の姿は、背筋をきちんと伸ばして立っているので、デュシェンヌ型ではなく、同じ遺伝子異常だが症状の軽いベッカー型だったのかもしれない。

体は動かなくても才能を発揮する人も

ディーノが、新型エンジンの開発に従事したように、筋ジストロフィーでは体は動かなくても頭はしっかりと働く人も少なくない。

筆者の病院には筋ジストロフィーの患者さんがたくさん入院しており、中には2008年に行われた洞爺湖サミットの公式エンブレムをデザインしたデュシェンヌ型の患者さんがいる。また、2016年の伊勢志摩サミットのロゴ・コンペでベスト6に入り、首相官邸で安倍総理から表彰された別の患者さんもいる。他の病院の患者さんは博士号をとったという。

筋ジストロフィーは昔からあったにちがいないのだが、19世紀になって初めて、イタリアやイギリスで医学的に知られるようになった。そして19世紀の中頃に、フランスのジェローム・B・A・デュシェンヌというドクターが詳細に臨床症状を観察して論文にした。

デュシェンヌ先生は1806年に、英仏海峡のドーバーに面したフランス側のブローニュ・シュル・メールで生まれた。父はナポレオン艦隊の船乗りで、イギリス侵攻に備えてその地に駐屯していたという。負けた海軍将校の子が、親の任地であった田舎で勉学に励み、都会に出て医学で身を立てようとしたのは、筆者の人生とも重なって親近感を覚える。もっとも、医学への貢献度では圧倒的なちがいはあるが……。

デュシェンヌ先生はパリに出たが、大学や大病院には籍をおかず、基本的には開業医であり、優れた観察眼を持ち、研究マインドが旺盛であった。日々の診療の中で診た筋肉病の子どもや患者さんを詳しく観察し、自分で工夫した針で筋肉から採取した筋細胞の顕微鏡像の図まで残している。

人工呼吸器療法で10年以上寿命が延びた

可哀想なことに、このデュシェンヌ型筋ジストロフィーの患者さんたちは20歳そこそこで亡くなってしまう。というのは、この病気では手足の筋肉だけではなく、呼吸のための筋肉や心臓の筋肉も障害されるからなのだ。呼吸が弱くなった若い患者さんを、ナースたちが交代で、休むことなく1年以上も胸を押し続けて人工呼吸を施したという話が、筆者の病院でも語り継がれている。

事態が大きく変わったのは1990年頃で、小型で廉価な人工呼吸器が使われ始め、呼吸不全で亡くなる人が激減した。最近になって調べてみると、人工呼吸器の装着により、統計では33歳前後までと、以前に比べて10年以上も寿命が延びており、最も高年齢の人は48歳にもなっているし、どんどん更新しそうだ。

電動車椅子の普及も革命的であった。NASAが開発した加重分散する低反発クッションに座り、わずかな力で反応するジョイスティックを使って自由自在に操縦し、高速でスラローム運転さえしている。ディーノ・フェラーリがうらやむような病院の暴走族すらいる。

極めつきはインターネットだ。コンピューターのキーボードやタッチ・パネルを、わずかに動く手や舌、顔の筋肉を使って操作したり、モニター上のキーボードに目をやるだけでできる視線入力をしたりして、日本中、時には海外ともメールを交換し、ホームページにアクセスしている。

中には、自分一人でアメリカの筋ジストロフィー協会やＪＡＬなどとメールで交渉し、ハワイやラスベガスまでの海外旅行をセットアップして、人工呼吸器を携えて行ってきた患者さんもいた。もっとも、費用は随行した親が出したそうだが……。

このように、21世紀のテクノロジーに支えられて、患者さんたちの世界は、三次元空間だけでなく、時間的にも、精神的にも、五次元にわたって大きく広がっている。

男子だけに発症する遺伝疾患

筋ジストロフィーは遺伝疾患である。デュシェンヌ型は色覚異常や血友病などと同じく、性染色体劣性遺伝と言われる遺伝形式で、原則として母親を通じて遺伝して男の子だけに発症する。

染色体とは、遺伝子の情報が書き込まれているＤＮＡの塊であり、ヒトの場合は一つの細胞に46本ある。２本でペアになっているのが22組あり、これらを常染色体という。

１本の常染色体に書き込まれた遺伝子情報に異常があると出てくる病気を「常染色体優性遺

伝疾患」といい、ウッディ・ガスリーのハンチントン病などで、親から子へと遺伝する。また、ペアになった染色体の両方に異常な遺伝子情報があると出てくるものは「常染色体劣性遺伝疾患」といい、近親婚などで出やすい。

性染色体というのは、X染色体と小さなY染色体とがあり、女性の細胞にはX染色体が2本、男性の細胞にはX染色体は1本で、それに小さなY染色体がある。このX染色体に異常な遺伝子があると、1本しかない男性には病気が出てくる。

X染色体が2本ある女性は、異常なX染色体の悪い情報を、もう片方の正常なX染色体の遺伝子がカバーするので、病気にはならないか、なっても軽い。なお、Y染色体には遺伝情報は少なく、細胞や体を男性型に方向付けるのが主な役割である。

遺伝子治療の道が開けつつある

デュシェンヌ型は、1986年に最初に遺伝子異常が分かった病気で、ジストロフィンというタンパクができないために、筋肉が壊れていくのだ。ジストロフィンは筋肉の細胞膜と、細胞の骨格を作っている構造との間を結びつけ、外からの力による衝撃を和らげるショック・アブソーバー（緩衝器）の働きをしている。調べていくと、他のタイプの筋ジストロフィーも、このジストロフィンと接続する部位のタンパクの異常があることが分かってきた。

しかし、遺伝子の異常や欠損するタンパクが分かっても、なかなか遺伝子治療は進まなかった。ジストロフィンの遺伝子は、人体で2番目というほどに大きな遺伝子なので、外から細胞内に持ち込むことができないのだ。

21世紀になって間もない頃に、ジストロフィン遺伝子障害のビーグル犬に、エクソン・スキッピング法という、遺伝子の異常部分を働かなくさせる方法による遺伝子治療を施しているDVDを見た。ヨチヨチと危なげに歩いていた子犬が、治療をされると、いかにも歩くのが楽しいと言わんばかりに、研究者の後を小走りで追いかけていた。

筋ジストロフィーの遺伝子治療ももうすぐだと、筆者は興奮しながら画面に見入ったものだ。

それから10年以上経った2016年の9月にやっと、アメリカの食品医薬品局が治療法として認めた。実験動物とちがって、新しい治療法を患者さんに使って失敗したら、取り返しのつかないことになるので、慎重に慎重を期してトライアルされていた。また、ジストロフィン遺伝子の異常の部位は人によってちがっており、その人に応じた薬品を新たに作らなければならないので、どこでも誰にでも治療できるというのには、まだまだ時間がかかりそうだ。

しかし、神経難病では初めての遺伝子治療の道が開けたのだ。これからが楽しみでもある。

モハメド・アリ、最後の闘い
――パンチ・ドランカー症候群

世界が驚いたアトランタ・オリンピック点火式

１９６０年代から70年代にかけてのアメリカは、ヴェトナム戦争への反戦運動が燃え上がっていた。ヘビー級のボクサー、モハメド・アリは徴兵を拒否し、チャンピオンのタイトルは取り消され、リングに上がれなくなった。しかし、彼の反戦の姿勢は、歌手のジョーン・バエズなどとともに、怒れる若者たちの共感を呼んだ。許された復帰戦でタイトルを取り戻しはしたものの、ほどなくリングから去っていった。

年月が経過して１９９６年7月、アメリカ南部ジョージア州のアトランタでオリンピックが開催された。開会式のハイライトは、現地時間の夜に行われた点火式だった。幾つかに分かれてアメリカ各州をくまなくリレーされてきた聖火が一つに合わさって聖火台のふもとに届いた。闇の中を進んできた炎が女性走者により最後のリレーをされた瞬間、サーチ・ライトに照らし出されたアンカーが震える手でトーチをかざした。能面のように引きつった表情だったが、見覚えのある人物である。世界中の人が目を見張ってテレビの中継画面に見入る中、その人物がぎこちない動作で点火すると、火は一気に50メートルもの導火線を伝わって駆け上り、聖火台の上で赤々と燃え上がった。

その夜のヒーローはモハメド・アリ、久々の登場であった。世界を熱狂させたチャンピオンが最後に闘った相手は、どのような病だったのだろうか？

通算56勝5敗、偉大なチャンピオン

カシアス・M・クレイ・ジュニアは、1942年1月にケンタッキー州のルイビルでアフリカ系アメリカ人の家に生まれ、少年時代からボクシングを始めた。アマチュアとしてはアメリカ国内に敵なしで、18歳で1960年のローマ・オリンピックにライト・ヘビー級選手として出場し、金メダルを勝ち取った。

ところが、勝利の余韻を胸に故郷の町に戻り、ちょっとしたレストランに入ろうとすると、黒人であることを理由に拒否された。この時受けた差別に怒り、折角の金メダルをオハイオ川に投げ捨てたという。

この時期、アメリカでは人種差別が公然と行われており、レストランだけでなく、学校やバスのような公共の場でも白人と黒人が区別されていたのだ。ここから彼は人種間の平等を訴える公民権運動にも加わっていく。

カシアス・クレイはすぐにプロ・ボクサーに転向し、「蝶のように舞い、ハチのように刺す」と形容されるように、軽いフットワークと鋭いパンチで、1964年にはヘビー級世界チャンピオンになった。加えて、軽妙で切れ味のいい大言壮語をすることから〝ほら吹きクレイ〟とも言われていた。

以後、破竹の連勝を重ねてボクシング界の頂点に立ち続けると思いきや、ブラック・ムスリムに改宗し、キリスト教に由来する名前を捨ててモハメド・アリと改名した。さらに、折しも荒れ狂っていたヴェトナム戦争のための徴兵を拒否し、その結果、チャンピオンのタイトルを剝奪され、リングから追放されてしまった。ヒーローとなった黒人の造反活動に対する社会的リンチにあったのだ。

反戦運動と法廷闘争で5年が過ぎ、1970年にやっとリングへの復帰が認められたが、翌年、彼のいない間にチャンピオンとなっていたジョー・フレージャーに、タイトル奪回を賭けて挑戦するものの、判定負けを喫した。プロに転向して初めての敗戦である。

そして1974年10月、アフリカのザイール（現コンゴ民主共和国）のキンシャサにおいて、モブツ大統領の見守る前で黒人同士のタイトル・マッチが行われた。フレージャーからタイトルを奪って新たなチャンピオンになっていたジョージ・フォアマンを、アリはノック・アウトで倒してヘビー級の世界チャンピオンに返り咲いた。

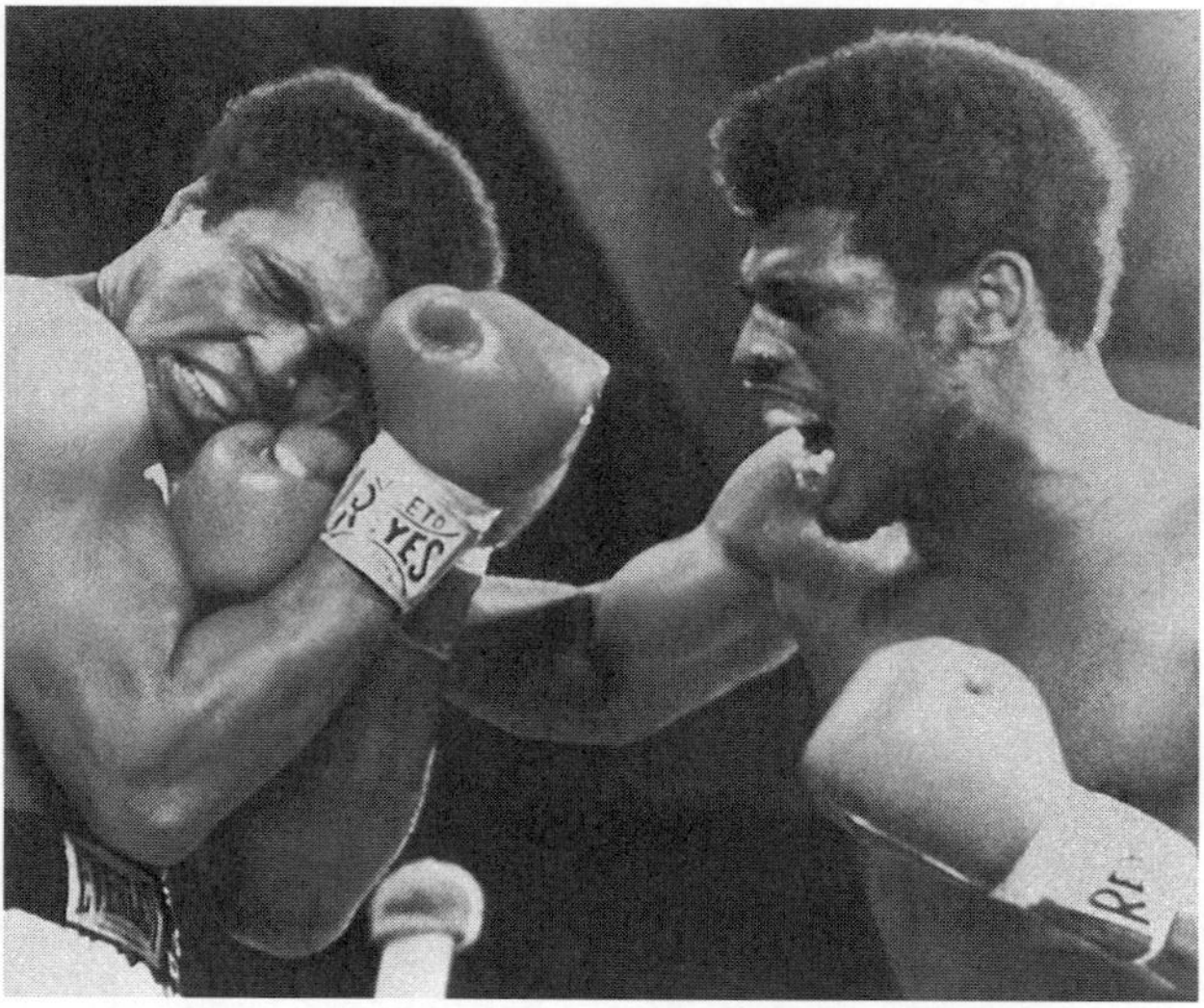

世界ヘビー級タイトル戦、レオン・スピンクス（右）の右クロスがモハメド・アリ（左）の顔面に決まる（1978年2月15日、写真：UPI＝共同）

それ以降、ボクシング界ではモハメド・アリの天下がしばらく続いた。1978年2月にはレオン・スピンクスに一度敗れはしたが、9月にはリターン・マッチでタイトルを奪い返し、3度目のチャンピオンとなった。

その直後、アリは引退を発表した。しかし、1980年にカムバックし、新しいチャンピオンに挑戦したが敗れ、翌年にも10ラウンドで判定負けし、今度こそ本当にリングを去った。プロとしては56勝（37KO）5敗、世界ヘビー級タイトルは通算19度防衛の大記録を打ち立てていた。

42歳でパーキンソン病と診断

モハメド・アリは36歳で3度目のチャンピオンになった直後に最初の引退をしたが、この時点で、すでに足のもつれがあったという。39歳での最終的な引退後、彼は動作がぎこちなくなって手が震え、顔の表情も乏しくなり、42歳でパーキンソン病と診断された。

それでも48歳だった1990年、湾岸戦争直前の風雲急を告げる時期に不自由な体を押してイラクのバグダードに行き、サダム・フセイン大統領と人質解放について直談判をした。

その年の8月、イラクはクウェートを侵略して併合し、それを契機に欧米との関係が悪化した。そのため、イラクに滞在していたアメリカやヨーロッパ、日本の人々を、軍の基地に抑留し、攻撃を防ぐ〝人間の盾〟としていたのだ。アリの交渉の結果解放されたアメリカ人も少なくない。

なお、人間の盾人質解放交渉では、アリと異種格闘技対決で対戦したことがある日本の元プロレスラーで参議院議員のアントニオ猪木もバグダードに赴いて交渉し、日本人人質解放に貢献している。

1996年のアトランタ・オリンピックの時は54歳で、聖火をともす自分の姿が病気に苦しむ人々の励ましになればと、公衆の前に姿を現すことを決意したという。テレビに映った姿は、まちがえようのないパーキンソニズム（パーキンソン症候群）の症状である。

2016年に、敗血症性ショックで亡くなった。享年74歳。

パンチ・ドランカー症候群

モハメド・アリの病気はパンチ・ドランカー症候群（ボクサー脳症）によるパーキンソニズムと考えられる。頻回に脳に強い衝撃を受けると起こる脳の障害だ。

パーキンソニズムとはパーキンソン病の症状で、パンチ・ドランカー症候群では、138ページで述べたパーキンソン病に関連の深い黒質の神経細胞が消失する。しかし、脳の顕微鏡所見では、パーキンソン病に特有なレビー小体は見つからないので、別の病気だと考えられているが、基本的にはパーキンソン病の治療を行う。

なにはともあれ、頭は大事にしなければいけない。脳を大事に使いこなすように努力するのは当然だし、心のストレスや精神衛生に気をつけるのも当たり前だが、物理的にも頭へのダメージはよろしくない。脳に衝撃を受けないように、あるいは与えないようにしなければいけない。

臨床現場での頭部外傷というと、衝撃を受けてすぐに起こる急性の頭蓋内血腫や、脳挫傷、脳振盪《のうしんとう》、それに数週間してから徐々に症状が出てくる慢性硬膜下血腫などが多い。また、アリのように、脳の細胞レベルで障害されてしまうことは容易に理解できる。

一つ一つの神経細胞はそれぞれが何百あるいは何千もの他の神経細胞と互いに神経線維で結ばれていて、複雑なネットワークを作っている。激しい頭部打撃、それも繰り返されると、この神経線維が揺さぶられて壊れ、脳というコンピューターの中で断線が多発することになる。その結果、いろいろな神経症状が出てくる。時々、痛ましい虐待事件として報道される、赤ちゃんの揺さぶり事件も、幼い脳への激しい動きが短期間に繰り返されてダメージが与えられ、けいれんや意識障害を起こし、時には亡くなってしまうのだ。

症状としては、アリが罹ったパーキンソニズムの他、体の動きが酔っぱらいのようになったりバランスが悪くなったりする小脳失調、ろれつが回らない言語障害、感情の変化や精神症状、認知症などがある。

蝶のように舞えない

アリは最初にチャンピオンになった頃は軽いフットワークが身上だったが、5年のブランク後に復帰してからは、打たれながら機を窺って相手を一挙にしとめるような戦いぶりに変わっていた。

1974年のキンシャサでのチャンピオン戦では、第8ラウンドまでフォアマンに打たれるままだったが、一瞬のすきをねらって起死回生のコンビネーション・ブローが炸裂し、勝利をものにした。しかし、アリもあごや顔面をねらわれて脳に相当の打撃を受けたはずだ。その前の年には、ケン・ノートンにアッパー・カットを浴び、彼はあごの骨を砕かれている。

アリのパンチ・ドランカー症候群を決定的にしたとささやかれているのは、1980年のラリー・ホームズ戦である。ホームズはかつてはアリの練習相手だったが、この時点でホームズが世界チャンピオンの座を占めていた。以前のような精彩がなくなっていたアリは一方的に打たれ、10ラウンドでノック・アウトされてしまった。

100キログラム以上もの大男が渾身の力を込めてぶつけてくるパンチは、数百キログラムから1トンにも及ぶ衝撃があり、それを何年にもわたって数限りなく顔面や頭部に受けてきたアリは、頭の中身にもダメージを受け続けていたのだ。

しつけでもゴツンは脳に良くない

パンチ・ドランカー症候群の患者の脳を顕微鏡で調べると、小さな出血の跡などあちこちに小さな瘢痕《はんこん》があるが、それだけではなくアルツハイマー病でたくさん出現する神経原線維変化や老人斑、それを構成するβアミロイド・タンパクが見られる。それらの分布もアルツハイマー病の場合とほぼ同じという。

事実、夫に長年暴行を受けて認知症になり、亡くなった後に剖検したら、アルツハイマー病の所見が見られた女性の症例報告や、1回だけの脳への打撃で進行性の認知症となり、死後に同じようにアルツハイマー病の変化が見られ、診断された青年の記録などがある。アルツハイマー病の原因はまだまだ不明な点が多いが、頭部への打撃が関わっているケースも少なからずあるのかもしれない。

自然界ではどうかというと、速いリズムで激しく木をつつくキツツキの脳には、神経原線維変化のもととなるタウというタンパクが、他の小鳥に比べてたくさん出ているという。キツツキが認知症になるとどうなるのだろうか？

こんなことを調べていて、わが身にも思い当たることが出てきた。筆者が子どもの頃は、学校でも家でも、悪いことをした子への体罰は珍しくなかった。いたずらをしては父からゴツンと拳骨をもらい、学校の成績が悪いとさらにゴツン！　ゴツン！　ゴツン！　で、眼から火が出るほど叱られた。親が期待したほどには賢くなれずに大学受験で浪人したのはそのせいで、脳に微小障害が多発したのかもしれないと思っている。

そういう説を妹に話したところ、あなたによくボカンボカンと殴られたので、私の頭も悪くなったと言われた。筆者は同情を買うどころか逆に恨み言を言われてしまったのだ。だから、子どもを叱る時は頭を叩いてはいけない。知能低下や認知症の原因になりうるからだ。どうしてもの時はお尻ペンペンが無難というものだ。

横綱たちからリンチを受けて何十発も殴られ、さらにはカラオケのリモコンで強打された若い力士が心配だ。パンチ・ドランカー症候群にならないとよいが……。

あとがき

筆者は1975年に大学の医学部を卒業し、それ以降、この本で取り上げた病気などを診る神経内科医として働いてきた（名残惜しくも、これからは脳神経内科医ということになる）。

その間には、大学で教鞭を執ったり、臨床医として看護師さんやその他の医療・福祉関係の人たちに、脳・神経とはなんぞや、どういう病気があり、どう治療したらよいのかなどについて講義や講演をしたりしてきた。

そのような時、教科書通りの内容を学問調に話してはいけない。なにせ、専門家であるはずの筆者でも、この分野の医学書を読んで、すぐには理解できないことが多い。

だから、レクチャーには工夫がいる。医学生相手の場合は別として、なるべく横文字を使わず、日本語でもかみ砕いた言い方をし、また、エピソードや周辺の話題を取り入れて印象深くするよう心がけ、病気のことを心に刻み込んでもらいやすくした。

そのような一環で、歴史上の人物の病状とその歴史的影響について調べてきたことを、一般の読者にも分かりやすいように書いたのがこの本である。

赤ペンを片手に校正刷りを通読して、改めて世界の歴史に名を残す偉人や有名人が脳神経内科の病に苦しんでいたこと、それによって歴史が動いていたことを実感した。


一人一人の登場人物を書く時、その人の病気のことだけではなく、歴史的背景や流れも調べていかねばならない。

和文であれ、英文であれ、文献を読み込み、その人物の人生や時代に入り込んだつもりで書いたりし、それはそれで楽しいことでもあった。

特に、国立病院機構の病院長などになり、経営と病院管理と書類の山に追われていた日々には、このような気分に浸れる時間が貴重であった。

筆者は、いわゆる運動神経は鈍く、この本でボビー・ジョーンズについてレビューしたにも拘わらず、ゴルフにも縁遠い。が、相撲やプロ野球のテレビ観戦は嫌いではない。落合監督時代の常勝ドラゴンズの頃は、中日の試合の中継があると、文献漁りや執筆がおろそかになっていた。ここ数年はそういうこともあまりなかったはずなのだが、幻冬舎の前田香織さんにはご迷惑をかけたかもしれない。

改めて、いつもの批評者である家人の陽子と、何度か鈴鹿まで足を運んでいただいた編集者の前田さんに感謝する。

平成30年春　爛漫の桜の日本武尊終焉の地で

小長谷正明

著者略歴

小長谷正明《こながやまさあき》

一九四九年千葉県生まれ。七九年名古屋大学大学院医学研究科博士課程修了。専攻は神経内科学。現在、国立病院機構鈴鹿病院名誉院長。パーキンソン病やALS、筋ジストロフィーなどの神経難病を診断・治療する。医学博士、脳神経内科専門医、日本認知症学会専門医、日本内科学会認定医。『医学探偵の歴史事件簿』『ヒトラーの震え 毛沢東の摺り足』『ローマ教皇検死録』『難病にいどむ遺伝子治療』など著書多数。

幻冬舎新書 499

世界史を動かした脳の病気
偉人たちの脳神経内科

二〇一八年五月三十日 第一刷発行

著者 小長谷正明
発行人 見城 徹
編集人 志儀保博

発行所 株式会社 幻冬舎
〒一五一-〇〇五一 東京都渋谷区千駄ヶ谷四-九-七
電話 〇三-五四一一-六二一一(編集)
〇三-五四一一-六二二二(営業)
振替 〇〇一二〇-八-七六七六四三

ブックデザイン 鈴木成一デザイン室
印刷・製本所 株式会社 光邦

Printed in Japan ISBN978-4-344-98500-1 C0295
こ-24-1
幻冬舎ホームページアドレス http://www.gentosha.co.jp/
*この本に関するご意見・ご感想をメールでお寄せいただく場合は、comment@gentosha.co.jp まで。

幻冬舎新書

六辻彰二
世界の独裁者
現代最凶の20人

世界には金正日よりも、カダフィよりも暴虐な独裁者がたくさんいる。21世紀の独裁国家の支配者20人の素顔を暴き、緊迫する現在の国際情勢を読み解く一冊。

中川右介
悪の出世学
ヒトラー、スターリン、毛沢東

歴史上、最強最悪の権力を持った、ヒトラー、スターリン、毛沢東。若い頃、無名で平凡だった彼らは、いかにして自分の価値を吊り上げ、政敵を葬り、すべてを制したか。戦慄の立身出世考。

岩波明
文豪はみんな、うつ

明治から昭和初期に傑作を残した、偉大な10人の文豪。彼らのうち、7人が重症の精神疾患、4人が自殺。私生活にも言及し、過去の定説を覆した、精神科医によるスキャンダラスな作家論。

小谷野敦
文豪の女遍歴

夏目漱石、森鷗外、谷崎潤一郎ほか、スター作家62名のさまよえる下半身の記録。姦通罪や世間の猛バッシングに煩悶しつつ、痴愚や欲望丸出しで恋愛し、それを作品にまで昇華させた日本文学の真髄がここに！